O PODER DAS FOLHAS

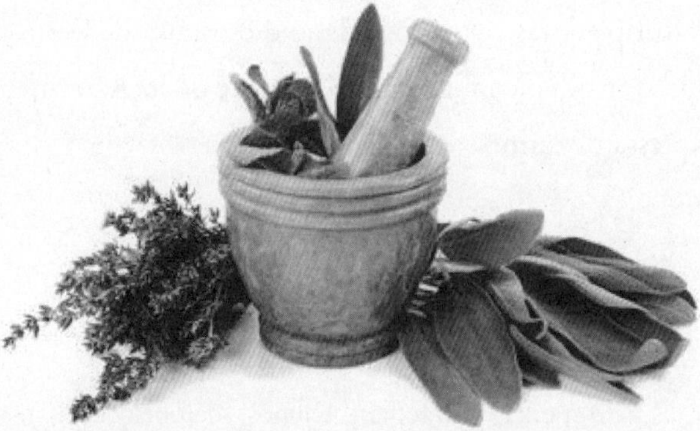

O Poder das Folhas

Banhos, Defumações & Magias

Trilogia "As Folhas Sagradas" - Volume I

Diego de Oxóssi

Catalogação na Publicação (CIP)

O98p Oxóssi, Diego de., 1985-

O poder das folhas: banhos, defumações e magias / Diego de Oxóssi – 4ª ed. – São Paulo: Arole Cultural, 2020.

Inclui bibliografia.

ISBN 978-85-906240-5-9

1. Ervas – Aspectos religiosos. 2. Candomblé. 3. Umbanda. I. Título.

CDD 290

CDU 299

Ewé njé
Ògún njé
Ògún to ò je
Ewé re ni kò pe

As folhas funcionam
Os remédios funcionam
Remédio que não funciona
É que tem folha faltando

Dedicatória

O Poder das Folhas é a realização de um sonho - melhor que isso, de vários deles em conjunto. Por esse motivo, ele é dedicado à **minha mãe Marines e minha irmã Camila**, que mesmo à distância sempre encontraram meios de me permitir sonhar e realizar.

À **Mãe Ieda de Ogum**, por todo o carinho e companheirismo nesses anos de jornada juntos; pela simplicidade nas palavras; pela confiança e, especialmente, pelas conversas antes de dormir no agosto de 2016.

Ao meu querido amigo **Claudiney Prieto**, que gentilmente prefacia esse livro e que, pelo pioneirismo e pela coragem em assumir a bruxaria em sua vida, foi inspiração para meus primeiros passos na magia.

Ao **Exu 7 Facadas** – meu compadre, meu malandro beberrão e meu eterno guardião -, e a **Oxóssi**, o caçador de uma flecha só, senhor das matas e da minha vida, por tudo: pelo Reino, pelo mundo, por existir nos meus caminhos!

E a todos que me incentivaram e a todos que duvidaram, ambos são meu combustível diário!

Gratidão e Abundância!

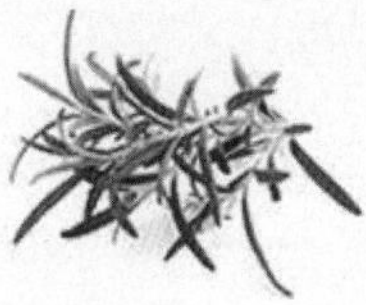

SUMÁRIO

Uma palavra antes de começarmos...

Antes de tudo: seja muito bem vindx! Escrever "*O Poder das Folhas*" é a realização de um grande sonho e ter você comigo nessa jornada é motivo de grande alegria. A primeira edição do livro foi lançada em 2016 e, se chegamos até aqui, **você** é parte fundamental de tudo isso. Por isso, quero agradecer imensamente e te dizer: **você é especial pra mim!** Por esse motivo é com honra e felicidade que eu entrego a chave da magia em suas mãos!

Além disso, é também com o coração repleto de gratidão que eu quero compartilhar com você um pouco mais do que apenas palavras e ensinamentos sobre a magia e o poder das folhas sagradas. Por isso, quero te dar algumas informações importantes que vão nos guiar juntos daqui pra frente dizer que a nossa jornada está apenas começando!

A primeira edição de *O Poder das Folhas* cresceu e se transformou na "***Trilogia As Folhas Sagradas***". O livro que você está lendo agora é a porta de entrada: nele vamos aprender juntos como identificar e classificar as plantas através de suas características mágicas; como realizar a colheita sagrada dos ingredientes para os seus banhos e defumações; de que maneira combinar os elementos da natureza, os dias da semana, a vibração dos planetas e as fases da lua para potencializar o poder das suas receitas; como criar uma horta mágica em casa e como encantar as folhas e ervas para despertar o seu poder de transformação!

No **segundo volume da trilogia,** intitulado "***A Magia das Folhas***", daremos um passo tremendo em nosso aprendizado, com uma coletânea de 365 plantas classificadas em detalhes por seus poderes mágicos e seus Orixás regentes – assim, além de um *grimório* incrível e super completo, você ainda terá à sua disposição as ferramentas necessárias para poder substituir alguns ingredientes por outros de maneira fácil e prática!

Pra fechar com chave de ouro, o **volume três da trilogia**, chamado "***O Segredo das Folhas***", traz dicas e exercícios para *despertar o seu poder interior*, além de detalhes sobre diversas técnicas de colheita, secagem, preparo e armazenamento dos seus ingredientes mágicos!

E então, vamos começar a nossa jornada?

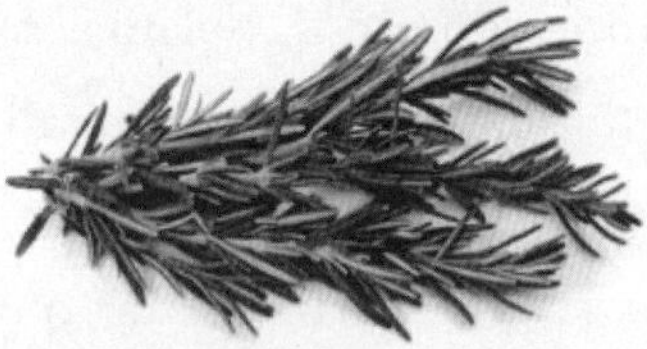

Prefácio

Em um tempo sem remédios, quando não havia a tecnologia que atualmente conhecemos para tratar as doenças, o uso das ervas e plantas era a única fonte possível de cura.

É difícil precisar o momento em que os homens descobriram que as plantas possuíam propriedades medicinais. É provável que as tentativas de erro e acerto tenham levado a esse descobrimento. Ou, ainda, o comportamento dos animais acerca de certas ervas também é uma das possibilidades do início do processo de identificação e uso de algumas delas e de suas propriedades de cura.

Uma coisa é certa: não importa qual tenha sido a origem da arte da cura através das plantas, elas sempre foram consideradas sagradas e divinas! As ervas carregavam o poder dos Deuses e, através do uso adequado e manipuladas por quem sabia despertar suas forças, se tornavam verdadeiros elixires que podiam fechar feridas, baixar febres, aliviar as dores. Elas podiam levantar ou fazer cair do mais humilde plebeu ao mais poderoso rei e rainha. Eram, assim, não só instrumentos de cura, mas também de magia.

A ciência arcaica do uso das plantas sobreviveu ao tempo e nos foi transmitida pelos sábios guardiões dessa sabedoria oculta, passando de geração em geração. Quem não colocou a arruda atrás da orelha para afastar o olho gordo e quebranto? Quem de nós não buscou entre os familiares a receita milagrosa da vovó, guardada a sete chaves, que cura aquela forte gripe?

Muitas das antigas poções a base de ervas ainda se encontram em uso hoje em dia. A água de melissa para acalmar, o leite de rosas para limpar a pele ou o chá de camomila para clarear o cabelo é uma pequena amostra do benefício dessa sabedoria que se desenvolveu durante os séculos e que certamente foi considerada *mágica* quando ainda não tínhamos os conhecimentos científicos que hoje possuímos.

Ainda que em meio aos largos avanços da ciência, o interesse pelo uso mágico e medicinal das plantas cresce a cada dia. Essa mesma ciência, que procura diariamente desacreditar os poderes metafísicos da magia, tem ironicamente contribuído para comprovar que determinados aromas ou compostos extraídos das plantas atuam em nível energético, mental e emocional que pode harmonizar e auxiliar no bem-estar. E o que é a magia se não a capacidade de manipular princípios e substâncias com a finalidade de provocar mudanças em diferentes níveis?

Esse conhecimento oculto do mundo vegetal sempre esteve no cerne das religiões mágicas e extáticas, convertendo as plantas em *amaldiçoadas*, *abençoadas*, *sagradas* ou *proibidas* de acordo com suas propriedades específicas e cujo verdadeiro significado era conhecido somente por alguns *iniciados* e que têm sido objetos de numerosas lendas e mitos. Minha própria tradição religiosa, a Wicca, atribui à intervenção divina para que esse conhecimento fosse compartilhado conosco.

Contam as lendas que o rei celta *Nuada*, que governou os *Tuatha De Danann*, perdeu um de seus braços. De acordo com os preceitos daquele povo todo rei que adquirisse algum tipo de deformidade se via obrigado a renunciar ao trono. O pai da Deusa *Airmid*, *Dian Cecht*, era o médico principal dos Deuses e criou para o rei um braço de prata que lhe permitiu voltar a governar.

Porém, *Miach*, filho de *Dian Cecht*, sabia que era possível, com sua própria habilidade como cirurgião e as aptidões mágicas de sua irmã *Airmid*, regenerar completamente o braço de *Nuada* com uma solução ainda melhor. Então juntos, irmã e irmão, reconstituíram perfeitamente a carne do braço da *Nuada*, "*três vezes, por três dias e três noites*" com o uso de *ervas sagradas* acompanhadas de *palavras mágicas*, poderosos encantamentos e magia. Quando *Dian Cecht* se inteirou de que seu próprio filho tinha superado suas habilidades, ficou enfurecido e matou *Miach* com um golpe na cabeça.

Profundamente entristecida, *Airmid* foi à tumba de seu irmão e circulou a sepultura com pedras. A jovem Deusa, embargada pela dor, chorou amargas lágrimas sobre a tumba de seu irmão *Miach.* Gotas de seu choro caíram sobre o solo e, pouco depois, *Airmid* percebeu que nova vida passou a brotar da terra. *Trezentas e sessenta e cinco ervas* começaram a crescer nesse lugar, cada uma delas se revelando como cura para uma parte específica do corpo.

Airmid, sabendo que seu irmão lhe enviara um legado para ser compartilhado com todos, dispôs seu manto no chão para começar a classificar as ervas de acordo com seu uso, notando bem o lugar de onde tinham saído, recolheu e catalogou cada uma das ervas de acordo com suas propriedades. Quando *Dian Cecht* se inteirou do fato, em mais um ato de fúria, suspendeu a capa nó ar e espalhou todas as folhas ao vento, perdendo-se assim para sempre o presente que *Miach* compartilharia com a humanidade por intermédio de sua amada irmã. Somente *Airmid* conhece os mistérios cada folha encerra.

Dizem as lendas que até hoje *Airmid* vaga pelo mundo ensinando os segredos medicinais das ervas àqueles que a escutam e vão buscar por seus conhecimentos nas clareiras das florestas e interiores dos bosques. Por isso, quando se faz necessário, invocamos seu espírito como guia nessa tarefa. O número das ervas que a Deusa catalogou - *trezentos e sessenta e cinco* - é um símbolo da morte de um ano, que nos recorda que quando não encontramos ervas capazes de nos curar, somente o tempo é capaz de fechar todas as feridas.

Lendas como essa abundam em diversas culturas, nos mostrando que a arte de curar e encantar com o uso das plantas está disponível a todos nós. Os Deuses estão a todo o momento sussurrando em nossos ouvidos a sabedoria de cada folha. Vá a uma floresta ou parque, sente-se sob os pés de uma árvore e ouça o som dos ventos passando por entre as folhas e você certamente chegará à conclusão de que as árvores podem falar. Ouvi-las é resgatar a sabedoria ancestral da magia e cura que pertence a toda a humanidade.

A obra que agora encontra-se em suas mãos é um dos depositários desse legado. Em "**O Poder das Folhas**", Diego de Oxóssi compartilha informações sobre o uso das ervas pela perspectiva de diferentes culturas e tradições espirituais. Não importa qual seja a sua religião ou sua percepção sobre o *divino*, aqui você encontrará referências preciosas que poderão ser usadas por você para acessar o poder mágico das ervas e se valer de toda sua vibração e energia. Esta publicação é portadora de uma sabedoria ancestral de eras que agora está ao seu alcance e pode ser usada com todo o suporte que somente uma fonte de referências como esta pode proporcionar.

Esse livro é como uma árvore repleta de folhas que revelam a você toda a memória ancestral da alma do mundo, fazendo a ligação entre o céu e a terra. Cada linha traz uma revelação, cada folha um conhecimento. Não é por acaso que livro e árvores possuem algo em comum: folhas! Entre agora no bosque sagrado e deixe os Deuses cantarem na floresta de sua alma enquanto lê a sabedoria escrita em cada uma destas folhas. Se aproxime, tome um assento e sua mente se tornará como uma árvore enraizada, de onde desabrocham novos botões a partir de velhos ramos.

Claudiney Prieto
Autor do best-seller
"Wicca: a Religião da Deusa"

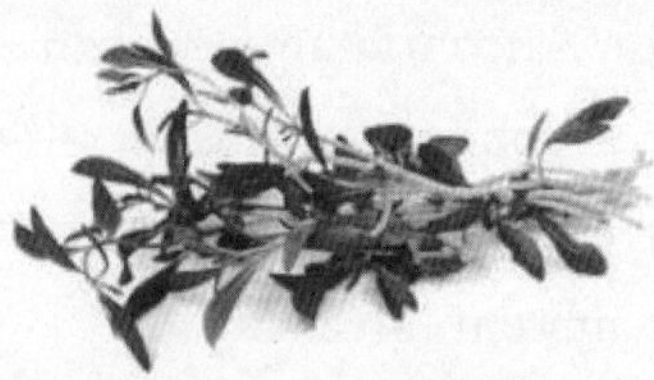

UM POUCO DE HISTÓRIA

Desde a chegada dos primeiros negros no Brasil, em meados de 1500, a medicina tradicional e a medicina natural já se confundiam no seio das comunidades. Antes mesmo disso, o conhecimento das propriedades mágicas e terapêuticas dos vegetais já era notado através do contato com os indígenas que aqui habitavam e tinham na natureza seu meio de existência e subsistência.

Foi através da organização dos primeiros candomblés, porém, que essas práticas ganharam notoriedade especial por seu caráter mágico. Na migração do campo para a cidade, a formação dos *terreiros* caracterizou-se não apenas pelo estabelecimento de locais de culto aos Orixás, mas pela criação de um "*lugar da memória, das origens e das tradições, onde, além de preservar um conhecimento ritualístico e uma língua ancestral, [...], se celebra a vida de uma maneira muito particular [...]*" (BARROS, 2011).

Com isso, os negros escravos - por força da necessidade de adaptar-se ao novo mundo – resinificaram uma série de costumes e ritos, agregaram à sua cultura original diversos aspectos do que aqui encontraram pelo contato com o índio e com o europeu, e descobriram novos ingredientes e formas de trabalhar com os elementos naturais que, apesar do clima semelhante, diferiam em diversos aspectos de produção e oferta.

Uma das obras mais importantes no que tange à classificação das espécies vegetais africanas foi escrita no final do século XIX pelo Conde de Ficalho. Segundo Barros (2011), o Conde considera que, no que diz respeito à África Oriental, a disseminação das espécies vegetais - principalmente de origem asiática - foi causada pelos árabes a partir do século X. Já na África Ocidental, essa tarefa coube aos portugueses que desde o século XVI exerciam ali a dominação econômica e política. A separação dessas influências oriental/ocidental, muito mais que por questões bélicas, se deu por questões geográficas e pelas dificuldades de avanço territorial em função de barreiras naturais como desertos e montanhas, por exemplo.

Ainda assim, anteriormente à presença europeia no continente africano, já existiam ali redes de comércio e tráfico de produtos alimentícios, especiarias e bens de consumo.

> *"[...] [as duas] principais correntes de influências dirigidas para o sul [da África], desde o Sudão, corresponderam nos tempos históricos aos dois mais im-*

> *portantes sistemas de comércio a longa distância, ligando o Sudão à Guiné. [...] Existia assim uma rede de rotas comerciais que ligavam cidades e aldeias através de quase toda a África Ocidental, entre o Saara e a costa. Realizavam-se mercados regulares [...] as operações dos mercadores mandingas, haussás e iorubas eram verdadeiramente internacionais." (OLIVER e FAGE, 1980, apud BARROS, 2011)*

Ainda segundo Barros (2011), foi o descobrimento do Novo Mundo, porém, que teve a maior influência na introdução das espécies vegetais até então desconhecidas no continente africano.

> *"A América foi um rico manancial de novas plantas úteis [...] a variadíssima vegetação dos trópicos americanos, e os seus produtos naturais, foram estudados com interesse e por vezes com verdadeiro espírito científico pelos viajantes e escritores espanhóis [...] vieram para a Europa as sementes de espécies interessantes, e algumas prosperaram no clima da Espanha e Portugal, como sucedeu com o milho e aos pimentos. Outras, porém, exigiam maior calor; a sua cultura nos climas temperados era impossível, mas podiam desenvolver-se nos trópicos da África e Ásia, para onde foram levadas" (FICALHO, 1947, apud BARROS, 2011).*

Com isso, é possível percebermos que as plantas atualmente conhecidas no Brasil e utilizadas de todas as formas – sejam elas culinárias, medicinais ou mágicas – têm, a bem da verdade, origem em todo o mundo. O tráfico escravagista, bem como as viagens comerciais e imperialistas dos séculos XV a XVIII foram determinantes para essa redefinição da flora nacional, que já contava com uma abundância de espécies nativas e que, assim como sua cultura e seu povo, absorveu novos elementos que se adaptaram à realidade de sua terra para a continuação da vida.

Sobre a correlação entre magia e culinária em terras africanas, especialmente sobre a introdução da agricultura na sociedade ioruba, Barros (2011; 31) afirma:

> *"[...] ser esta considerada primeiramente de responsabilidade das mulheres. A atividade agrícola estava, entretanto, relacionada a rituais mágicos, o que proporcionou às mulheres uma posição proeminente na organização social, já que eram as depositárias dos segredos que favoreciam as colheitas".*

Especificamente sobre o uso das plantas nos rituais do Candomblé, há que se ressaltar também a importância dos intercâmbios religiosos e culturais realizados por *Iyá Nassô* - africana escravizada, responsável pela fundação do primeiro Candomblé de nação Ketu no Brasil -, *Bámgbósé Obitikó* – africano livre, vindo das terras de Ketu na companhia de *Obatossi*, filha-de-santo de *Iyá Nassô* -, Balbino Daniel de

Paula, *Obaraim* – brasileiro filho de africanos – e Pierre *Fatumbi* Verger – ilustre pesquisador francês radicado no Brasil e que em muito contribuiu para a literatura afro-religiosa.

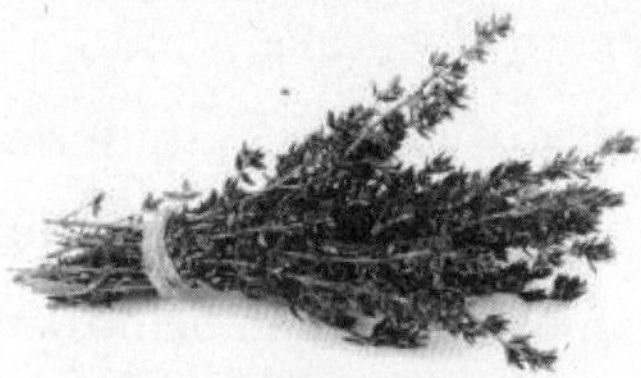

Ossain
O Médico do Corpo e da Alma na Magia Africana

A religiosidade africana, há muitos anos estabelecida no Brasil sob diversas formas de expressão, tem por base o culto aos Orixás – forças da natureza que concentram e representam em si tudo o que compõe o Universo. Cada Orixá tem seu campo de atuação, seus elementos característicos, sua forma de representação e as maneiras corretas de serem louvados e oferendados – ou, melhor dizendo, presenteados.

Ossain é o Orixá responsável por todas as folhas, frutos e vegetais existentes. Ele é o grande médico e grande feiticeiro do panteão africano – mostrando, já a partir daí, a relação intrínseca entre medicina e magia. É ele quem conhece os mais profundos segredos das plantas e a forma de utilizá-las corretamente, para um ou outro fim, afinal até o mais forte dos venenos pode, na dosagem certa, servir como cura.

Do ponto de vista mágico, todo mal-estar, físico ou espiritual, é considerado doença e, sendo assim, é necessário buscar a cura através dos rituais. Dessa forma, é a Ossain que devemos recorrer sempre que desejarmos utilizar as plantas e suas partes na composição dos trabalhos mágicos, pedindo-lhe autorização para o ritual e clamando para que Ele permita que o poder mágico daquele elemento seja ativado e alcance seu objetivo.

Conta um ***itan*** – nome dado às lendas e mitos dos Orixás no Candomblé – que:

> *"Ossain guardava as suas folhas numa cabaça e não ensinava a ninguém os seus segredos. Os Orixás, quando queriam uma folha, tinham que pedir a ele. Oxóssi, então, foi reclamar com Oyá que toda vez que precisava de uma folha tinha que implorar a Ossain. Oyá, com pena dele, disse que ia fazer alguma coisa. Então, começou a balançar as saias fazendo uma ventania. O vento derrubou a cabaça de Ossain, fazendo as folhas se espalharem por todo lugar. Aí, então, os Orixás correram para pegas as folhas e cada um pegou as suas."* (BARROS, 2011).

É importante ressaltar, porém, que ainda que cada Orixá tenha apanhado suas folhas e tomado posse sobre elas, nenhum deles conhecia a forma correta de encantá-las e de ativar seu poder. Os ventos de Oyá espalharam as folhas sobre a terra, mas todas elas permaneceram *adormecidas*. *Acordá-las* é o grande segredo de Ossain e da utilização das plantas em rituais mágicos – e esse segredo Ele não entrega a ninguém. Outro ***itan*** de Ossain nos conta ainda que:

> *"...quando Orunmilá [o Orixá do Destino e da Sabedoria] veio ao mundo, pedia um escravo para lavrar seu campo; compraram-lhe um no mercado: era Ossain. Na hora de começar seu trabalho, Ossain percebeu que ia cortar a erva que curava a febre. E então gritou: 'Impossível cortar esta erva, pois é muito útil'. A segunda curava dores de cabeça. Recusou-se também a destruí-la. A terceira suprimia cólicas. 'Na verdade', disse ele, 'não posso arrancar ervas tão necessárias'. Orunmilá, tomando conhecimento da conduta de seu escravo, demonstrou desejo de ver essas ervas, que ele se recusava a cortar e que tinham grande valor, pois contribuíam para manter o corpo em boa saúde. Decidiu, então, que Ossain ficaria perto dele para explicar-lhe as virtudes das plantas, das folhas e das ervas, mantendo-o sempre ao seu lado na hora das consultas." (MAUPOIL apud VERGER, 2002:123)*

Por esse motivo é que, até hoje, é necessário louvar Ossain antes da realização dos rituais do Candomblé e, através dos encantamentos corretos, *acordar* as plantas para que tenham ***axé*** – a força mágica para que cumpram os desejos e objetivos de quem as manipula. Essa observação é importante, também, para ressaltar o caráter *brincalhão e traiçoeiro* de Ossain, muito semelhante ao do Orixá Exu, uma vez que mesmo tendo perdido o domínio absoluto sobre as folhas para os demais Orixás, ainda assim manteve-se indispensável por ser o único conhecedor da magia que elas carregam em si.

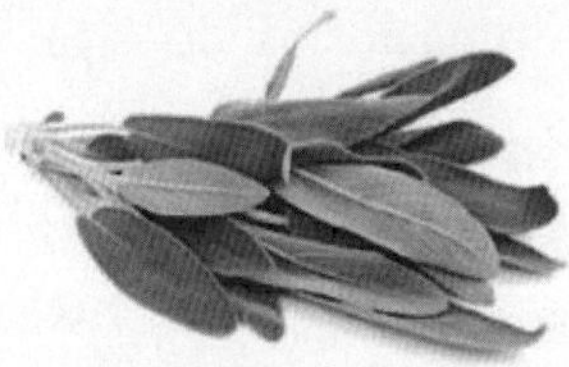

Características Físicas das Plantas

De modo geral, sob a ótica da ciência e da biologia, os vegetais podem ser classificados em partes de sua estrutura física - tal qual o corpo humano. Dessa maneira, todas as plantas podem ser divididas e identificadas da seguinte forma: (1) semente; (2) raiz, caule subterrâneo ou rizoma; (3) caule ou tronco – do qual se podem separar a casca e o bulbo, assim como os galhos; (4) folhas; (5) frutos; e (6) flores.

A botânica é o campo da biologia que se dedica ao Reino Vegetal. Nela, estudam-se os diversos aspectos que compõe as plantas, tais como: a morfologia, a classificação, identificação, reprodução, fisiologia, distribuição e relação das espécies vegetais com os demais seres vivos.

Sob a ótica da botânica, as plantas são classificadas de acordo com a organização do corpo, dos tecidos de transporte de seivas e dos órgãos reprodutores. Além disso, todos os seus objetos de pesquisa – ou seja, todos os vegetais – também estão sujeitos a uma lógica de classificação chamada "Esquema Taxonômico" - uma forma de organização universal de todas as coisas vivas sob uma hierarquia bastante rígida, a partir da qual se chega, então, ao seu *nome científico*.

Entretanto, nenhuma dessas classificações é capaz de determinar o uso mágico, medicinal ou terapêutico dessas espécies, uma vez que elas se concentram no estudo e classificação *científicos* e observam unicamente *aquilo que pode ser comprovado pelos métodos tradicionais de pesquisa*.

Na utilização mágica das plantas - tanto para a composição de banhos, defumações, pós ou perfumes - cada uma dessas partes terá importâncias e pertencimentos diferentes, podendo ou não ser utilizadas juntas numa mesma receita. Além disso, os parâmetros de identificação, reconhecimento e classificação dos *aspectos mágicos* de cada espécie são mais sutis, permitindo o agrupamento e a ressignificação de seus elementos conforme os objetivos que se deseja alcançar.

Ainda assim, é importante ressaltar que o *nome científico* e os parâmetros de classificação e ordenação das coisas vivas sob o *Esquema Taxonômico* são de importância fundamental para que as espécies possam ser encontradas e identificadas em todo o mundo. Neles, inclusive, é possível encontrar referências que servirão como guia para o agrupamento e substituição de alguns ingredientes em nossos rituais e magias.

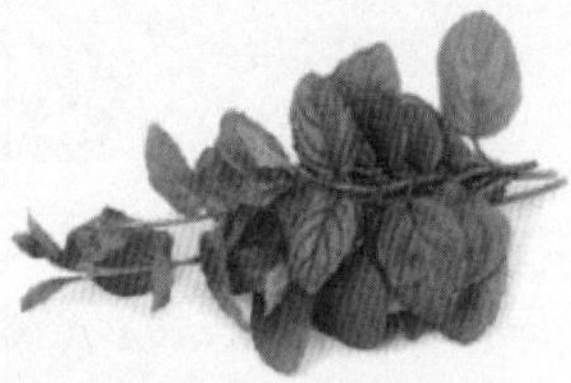

Classificação Mágica das Espécies

Sob o ponto de vista mágico e terapêutico, especialmente na cultura africana, os vegetais são classificados de maneira muito mais subjetiva. É a partir desses novos parâmetros de classificação que poderemos definir as capacidades curativas das plantas, sejam elas para cura física ou cura espiritual.

A propósito, é importante percebermos uma questão cultural ligada à religiosidade africana e muito importante na utilização das plantas para banhos e defumações:

> *"A limpeza e purificação rituais [...] são realizadas com um número ímpar de espécies vegetais (um, três, sete) e visam anular a desordem proveniente de um estado de 'doença'. Esse estado, contudo, não se refere apenas a distúrbios fisiológicos, mas, sobretu-*

> *do, à ruptura da ligação (falta de comunicação) necessárias para o bem-estar (saúde) entre os ará ayé e os ará orun, entre a oposição binária complementar fundamental, entre a vida e a morte, entre o natural e o sobrenatural. (...) Em suma, a desordem é equalizada à doença (mal-estar físico e/ou social). A volta à ordem é propiciada pela ação que a imparidade produz, a mudança de estado de 'doença' para o de 'saúde' implica, pois, a imparidade da mesma forma que a ordem/equilíbrio supõe a paridade" (BARROS, 2011).*

Fica claro, portanto, que todo tipo de desequilíbrio físico ou espiritual é considerado *doença*, o que pressupõe a necessidade de *cura* através dos rituais de banhos, defumações e ***ebós***. O desequilíbrio energético se dá pelo excesso ou falta de determinada vibração e energia no nosso corpo espiritual, o que acaba por se refletir no corpo físico.

Por esse motivo, algumas receitas serão formadas por energias ativadoras – para suprir as faltas –, enquanto outras serão formadas por energias desativadores – para equilibrar os excessos. Dessa forma a classificação dos vegetais segundo a magia africana se dará através dos seguintes parâmetros:

- Tamanho;
- Cor;
- Forma;
- Cheiro;

- Gosto;
- Elemento da natureza;
- Vibração;
- Energia.

A partir desses parâmetros é que serão criadas as receitas de banhos e defumações, seguindo-se as regras de equilíbrio e desequilíbrio energético que aprenderemos mais para frente. É também através deles que será possível realizar a substituição de uma planta por outra, caso não se tenha acesso a determinado ingrediente de uma receita.

TAMANHO

Em relação ao tamanho, as espécies vegetais podem ser classificadas em três grupos principais: ***igi, kékéré*** e ***àfòmó***. Desses três, o mais variado e complexo é o ***kékéré***.

Na categoria ***igi*** encontram-se as árvores de médio e grande porte, moradias de diversas energias, incluindo os Ancestrais e alguns Orixás. Dentre elas, destacam-se sete principais, consideradas os *pilares do mundo:* ***Igi Osé*** – Baobá -, ***Akóko***, ***Ódàn*** – Figueira Africana -, ***Orógbó***, ***Apáòká*** – Mogno Africano -, ***Ekikà*** – Cajazeira - e ***Ìrókò***. Além dessas, outras espécies também merecem destaque: ***Topónúrin*** – Jaqueira -, ***Àtòri, Àgbaó*** – Imbaúba -, ***Igi Àta*** – os pimenteiros de diversas espécies -, ***Adankó*** – Bambu -, ***Ìpèsán*** – Bilreiro - e ***Igi Òpè*** (também chamada ***Màrìwò***) – Dendezeiro.

A categoria ***kékéré***, por sua vez, abrange um conjunto diverso de espécies de pequeno porte, arbustos, plantas rasteiras e de caule sésseis. É sobre elas que incidirão todos os demais aspectos de classificação que veremos a seguir: cor, forma, cheiro, gosto, elemento da natureza, energia e vibração.

Já a categoria ***àfòmó*** define o conjunto de trepadeiras e parasitas, que dependem simbioticamente de outras espécies para sobreviver e, portanto, exploram suas hospedeiras. Dessa forma, podemos inferir que, em sua maioria, as plantas consideradas ***àfòmó*** são classificadas como *vermelhas, de fogo ou terra, quentes e masculinas.*

COR

A classificação dos vegetais com base em sua cor precisa, primeiramente, ser compreendida de forma simbólica. Muito mais que a cor física – ainda que essa seja, obviamente, uma característica objetiva de diferenciação -, sua classificação se dá pela simbologia que as *três cores primárias dos rituais africanos* têm: branco ou ***funfun***; vermelho ou ***pupa***; e preto ou ***dundun***.

A cor branca é, para os iorubas, a cor da pureza, da calma, do princípio da criação. Por esse motivo é atribuída por excelência a Oxalá e aos demais Orixás responsáveis pela criação do mundo e, por consequência, associados aos elementos *água e ar*, em especial ao segundo. Dessa forma, além dos matizes visuais que as plantas podem apresentar, a classificação de cor obedece também a esses critérios, sendo consideradas brancas – ou ***funfun*** – todas as plantas pertencentes a Oxalá, Oxoguiã, Iemanjá e Nanã.

A cor vermelha – ***pupa*** no idioma ioruba -, por sua vez, tem uma série de simbolismos positivos e negativos. É por excelência a cor ligada aos Orixás Exu, Xangô e Oyá, e representa o movimento, a ativação e o início de algo; a desordem e o caos; os fluxos sanguíneos; o dinamismo necessário à realização dos objetivos. Além disso, é também a cor associada aos elementos fogo e terra. Dessa forma, é possível afirmar que todos os Orixás, masculinos e femininos, têm sob sua responsabilidade plantas classificadas como *vermelhas*, à exceção de Oxalá.

A cor preta, entretanto, é de classificação delicada e pouco citada nas bibliografias sobre cultura e magia africana, geralmente sendo associada à morte, à feitiçaria, a tudo o que é obscuro e nefasto – incluindo, no contexto vegetal, todas aquelas que sejam venenosas, espinhosas e danosas de algum modo. Na maioria das vezes os vegetais classificados como ***dundun*** estão relacionados aos Orixás Exu, Nanã, Obaluaiê, Egun e Iku (a própria Morte, que também é considerada Orixá).

Além disso, a tonalidade da cor principal de cada espécie é considerada nessa classificação e associada à *Energia*, ou seja, ao princípio opositor e complementar masculino-feminino. Dessa forma, as espécies de coloração escura estão, geralmente, associadas aos Orixás masculinos, enquanto as de coloração clara estão associadas aos Orixás femininos. Uma exceção a essa regra são as folhas pertencentes à Nanã - a Grande Anciã - quem tem no violeta e roxo escuro seus domínios como, por exemplo, as plantas Taioba e Viuvinha.

FORMA

O princípio de analogia é o que define todos os critérios de classificação das plantas. Da mesma maneira, é necessário lembrar que todos eles levam em consideração um princípio essencial de *equilíbrio*, ou seja, da *união dos pares complementares* masculino-feminino ou positivo-negativo.

Sobre a *forma* pode-se fazer, também, essa divisão de pares complementares, assim como sobre a *textura*. As plantas de formato alongados, pontiagudas e cortantes, ásperas ou rugosas, que lembram facas e espadas, relacionam-se à figura mítica do *falo* e, por sua vez, são consideradas *quentes, de guerra* – pertencentes aos Orixás *masculinos*. As de formato arredondado ou sinuoso, úmidas, de toque suave, portanto, são consideradas *frias, de paz*, estando sob o domínio dos Orixás femininos – ***iyàbás*** – ou de Oxalá. Barros (2011:50) relata, sobre sua experiência com erveiros baianos, que *"se, porventura, a espécie fosse [alongada, pontiaguda ou quente] também atribuída a uma divindade feminina, imediatamente o seu aspecto belicoso era mencionado"* – tais como Oyá ou Oxum Opará e Ipondá.

CHEIRO E GOSTO

Assim como a classificação pela *forma*, o *cheiro* e o *gosto* das plantas as caracterizarão dentro de um ou outro grupo de pares complementares. Sendo assim, o aroma exalado quando suas folhas são friccionadas são avaliados: os aromas suaves ou adocicados classificam-se como *femininos*, enquanto os aromas acres e intensos classificam-se por *masculinos*. Da mesma forma, sabores picantes, amargos e salgados serão *masculinos*, contrapondo-se aos sabores doces e agridoces, suaves, considerados *femininos*.

ELEMENTO DA NATUREZA

Todas as tradições de magia ocidentais têm sua base na natureza e seus elementos primordiais: *Ar, Fogo, Água e Terra*. Assim como na tradição ioruba, a bruxaria europeia e a magia natural também classificam suas operações mágicas dentro desses quatro elementos, que têm características energéticas bastante diferentes entre si. Os Orixás, por sua vez, são a representação das forças da natureza e, por isso mesmo, também se enquadram nessa classificação, ligando os homens à estrutura divina do Universo.

Oxalá e todos os Orixás ***funfun***, responsáveis pela criação do mundo, são classificados como elemento *ar* – ***afefé*** no idioma *iorubá* -, visto que é a partir do sopro divino que Olodumare dá vida consciente ao corpo humano quando de seu nascimento. O fogo – ***inón*** -, princípio de dinamismo e movimento, está relacionado a Exu, Xangô e Aiyrá. A água – ***omi*** – é o elemento de manutenção da vida e, por excelência, identificado como feminino, estando relacionado a todas as orixás mulheres - em especial Nanã, Iemanjá, Oxum e Ewá. A terra – ***aiye*** ou ***igbó*** na classificação vegetal -, é a própria floresta onde se encontram as plantas, domínio dos caçadores e dos guerreiros, bem como guardiã dos segredos da vida e da morte, e por isso relaciona-se aos Orixás Ogum, Oxóssi, Obaluaiê, Iroko e Ossain. Curioso perceber que Oyá está relacionada aos quatro elementos, já que, por ser responsável pelos ventos e tempestades, liga-se ao elemento ar; pelo princípio de complementariedade, sendo esposa de Xangô, liga-se ao elemento fogo; por sua relação com os antepassados, liga-se a terra; e, sendo ***iyabá*** – Orixá feminino -, liga-se à água.

A classificação das folhas em relação aos elementos da natureza pode ser feita, por assim dizer, por seu pertencimento a este ou aquele Orixá. Outras características, porém, são mais importantes nesse sentido: a reação ao contato com a pele (ao causarem irritação ou coceira, por exemplo) caracteriza a folha como parte do elemento fogo; sua capacidade de retenção de água, muitas vezes parecendo esponjosa, caracteriza sua relação com o elemento água; a produção de sons ao serem agitadas pelo vento ou suas propriedades alucinógenas estabelecem sua relação com o elemento ar.

VIBRAÇÃO

Outro aspecto importante a ser observado quanto à classificação dos vegetais para seu uso mágico é o tipo de *vibração* que eles carregam em si: ***gún*** – a excitação, a agitação, o movimento –, também chamado *quente* ou *positivo,* e ***èrò*** – a tranquilidade, a calma, o repouso – também chamado *frio* ou *negativo*. Todos os elementos da natureza abrigam em sua classificação plantas de ambas as vibrações, para que com isso mantenham o equilíbrio do Universo.

ENERGIA

Da mesma forma, é justamente esse equilíbrio natural do Universo que deverá ser buscado também na composição dos banhos e defumações, os quais, por serem agentes de *cura*, devem atuar na medida correta para *sanar o desequilíbrio da doença física ou espiritual a que se propõe sem causarem um novo desequilíbrio* por estarem mal combinadas.

É a partir desses dois princípios - vibração e energia - que as plantas serão casadas, ou melhor, combinadas nas preparações. Barros (2011:88) cita um sacerdote que, ao lhe ensinar sobre a combinação de folhas, enfatiza que existem folhas *"[...] fêmeas e machos, e é por isso que se deve casá-las direito. Além disso, tem 'folhas' que são negativas e outras que são positivas, a gente tem que saber como juntá-las, fazer a combinação certa, pra não dar complicação."*.

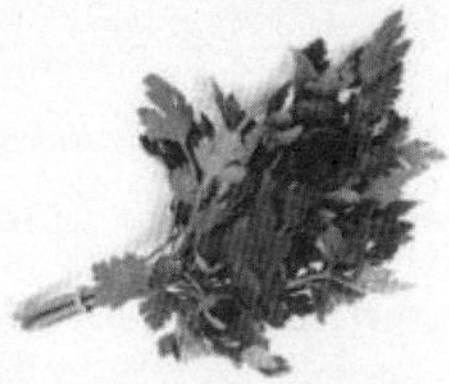

A Colheita das Folhas Sagradas

O Candomblé é uma religião cheia de mistérios, simbolismos e atos que recriam os costumes africanos nos mínimos detalhes. Dentre eles está a colheita das folhas sagradas, que possui uma série de regras e rituais a serem cumpridos por seus iniciados. Pierre Verger, em seu livro *Orixás* (2002:122), nos ensina que:

> *"A colheita das folhas deve ser feita com extremo cuidado, sempre em lugar selvagem, onde as plantas crescem livremente. Aquelas cultivadas nos jardins devem ser desprezadas porque Ossain vive na floresta, em companhia de* **Àrònì**, *um anãozinho, comparável ao saci-pererê, que tem uma única perna e, segundo se diz no Brasil, fuma permanentemente*

> *um cachimbo feito de casca de caracol enfiado num talo oco cheio de suas folhas favoritas. (...) Quando eles [os sacerdotes] vão colher as plantas para seus trabalhos, devem fazê-lo em estado de pureza, abstendo-se de relações sexuais na noite precedente, e indo à floresta, durante a madrugada, sem dirigir palavra a ninguém. Além disso, devem ter cuidado em deixar no chão uma oferenda em dinheiro [moedas], logo que cheguem ao local da colheita.".*

Barros (2011:24), citando Bastide (1978), descreve outro ritual bastante complexo:

> *"[...] o babalossain penetra no reino de Ossain mastigando um* ***obì*** *(e talvez também pimenta-da-costa). Chegando ao seu domínio, volta-se sucessivamente para cada um dos quatro pontos cardeais e cospe nestas quatro direções o* ***obì*** *mastigado. Delimita, assim, de certo modo o espaço sagrado em que vai evoluir."*

Entretanto, se antes os *terreiros* (nome dado aos templos de culto aos Orixás) situavam-se em áreas rurais, próximos de matas, cachoeiras e espaços abertos junto à natureza, atualmente encontram-se em meio ao caos da cidade, do concreto, das avenidas e rodovias. Nessa mudança de cenário, muitos dos costumes se perderam ou tiveram de ser resinificados para a sobrevivência da religião no meio urbano.

Há também que se considerar a dificuldade dos dias atuais em encontrarmos espaços de mata para o plantio e colheita de ervas, ao passo que muitas delas podem ser facilmente adquiridas em feiras livres pela cidade ou em erveiros especializados, o que em nada invalida seu poder realizador.

Para fazer uso do poder mágicos das plantas, mais importante que conhecer os detalhes dos rituais realizados no Candomblé é entender que cada um deles tem por objetivo sacralizar as folhas que serão utilizadas em nossos rituais – e isso começa desde a preparação pessoal para buscá-las e manuseá-las.

Cada aspecto considerado e realizado com propósito e intenção focados fortalece o poder realizador das suas magias. Por esse motivo, eu preparei um pequeno guia para que você transforme a sua colheita num ato sagrado:

- ❖ Mantenha o corpo purificado evitando relações sexuais, com outras pessoas ou consigo, no dia anterior e no dia de preparo do banho/defumação;

- ❖ Caso tenha a possibilidade de colher ervas diretamente na natureza, peça licença a Ossain para adentrar seus domínios, pedindo-lhe que o ajude a encontrar aquilo que deseja e prometendo levar apenas o necessário para o seu ritual;

- Ainda na possibilidade de ir à natureza, deixe algumas moedas de valor corrente logo ao entrar nesse espaço sagrado, como forma de agradecimento a Ossain e a Exu. Se puder, ofereça também um pouco de mel, cachaça e fumo de rolo;

- Nunca colha folhas à noite; após o pôr-do-sol e até o dia seguinte, todas as folhas passam a receber influências de energias negativas que poderão comprometer seu objetivo;

- Evite colher ervas a beira da estrada, debaixo de trilhos de trem ou debaixo de linhas elétricas de alta tensão, pois elas podem estar contaminadas por poluição e produtos químicos que anulam seu *axé*;

- Quando a parte necessária de uma planta for sua casca, não arranque toda ela, mas sim apenas uma tira perpendicular ao tronco ou a casca de um galho, permitindo que a planta continue viva.

Mais adiante veremos outros critérios que devem ser observados para a criação das suas receitas, como a fase da lua e o dia da semana. Leia todos eles com atenção e planeje seus rituais considerando-os desde o início, quando você buscará seus ingredientes na natureza ou em lojas especializadas.

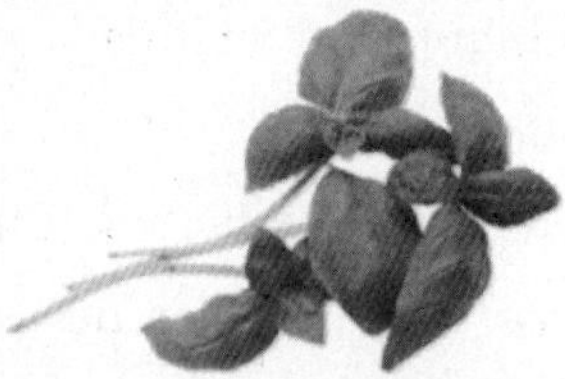

Aspectos mágicos para a criação de banhos & defumações

A magia das plantas, banhos e defumações, porém, não está restrita à África. Muitas outras tradições também utilizam os elementos vegetais na composição de seus rituais, todos ligados à observação da natureza, dos astros e estações. Dentre elas, a magia europeia e a pajelança indígena brasileira têm destaque.

Essas culturas influenciaram a formação de muitas religiões atuais, como a Umbanda, a Jurema e a Wicca. A relação dessas culturas com a natureza e, muitas vezes, com os Orixás, nos brindou com um apanhado de conhecimentos e energias que também devem ser consideradas na hora de criarmos nossos banhos e defumações e de realizarmos nossos rituais.

Entretanto, é importante lembrar que, embora esses conhecimentos nos sirvam como instrumentos mágicos, eles não são mágicos por si só, devendo sempre obedecer aos princípios de ativação, equilibro e imparidade para que nos sejam úteis.

Além disso, no que diz respeito à utilização do *poder sagrado das folhas*, você pode se valer desses aspectos mágicos em três momentos distintos, combinando suas forças e influências para fortalecer e potencializar os resultados pretendidos:

- No momento da colheita, caso você vá à mata buscar os seus ingredientes;
- Na preparação dos seus banhos, defumações ou pós mágicos – que podem ser usados de imediato ou guardados para uso futuro;
- No momento do uso de cada receita ou da realização de cada ritual específico.

Os Quatro Elementos

O ar, o fogo, a água e a terra, como já vimos, têm relação íntima com a classificação dos vegetais e dos Orixás que os regem. Além dessa relação, Gerina Dunwitch (2003:20) - uma das mais famosas bruxas da Europa - nos ensina que *"foi a escola filosófica greco-romana conhecida como Estoicismo que ligou os signos zodiacais, as estações [do ano], as cores e todos os deuses e deusas a cada um dos quatro elementos.".* Os quatro elementos estão ligados, também, aos quatro pontos cardeais, cada um deles tendo influências especiais sobre forças e objetivos específicos para os nossos rituais.

AR

O elemento ar está relacionado ao ponto cardeal leste, onde nasce o sol, e com o Equinócio da Primavera, estação do ano em que a vida volta a germinar e florescer. É um elemento masculino, tendo influência sobre nossa mente e pensamentos,

Por essas razões, as plantas ligadas ao elemento ar devem ser utilizadas, principalmente, em rituais que busquem ativar nossa criatividade, novos começos, viagens, organização dos pensamentos e da vida prática, escrita e comunicação e a ativação da sensibilidade espiritual. Seus animais símbolo são a Águia e o Falcão.

FOGO

O elemento fogo está relacionado ao ponto cardeal sul, representando a luz e a tecnologia, e com o Solstício de Verão, momento em que as temperaturas aumentam e o poder da vida se consolida em nossos corações.

É um elemento masculino, tendo influência sobre a sexualidade e as paixões ardentes, a proteção física e espiritual, a coragem e o sucesso. Além disso, o fogo também como elemento catalizador para destruirmos sentimentos negativos como a raiva, o ciúme e a inveja. Seu animal símbolo é o Leão.

Água

O elemento água está relacionado ao ponto cardeal oeste, representando a alma, a gestação, o amor e o Equinócio de Outono, momento em que a vida se encaminha para o fim de seu ciclo natural.

É um elemento feminino, tendo influência sobre a clarividência e a intuição, o equilíbrio emocional, os filhos e todas as crianças, o amor e todos os tipos de relacionamento. Seu animal símbolo são os peixes e o cavalo-marinho.

Terra

O elemento terra está relacionado ao ponto cardeal norte, representando o corpo físico e a geração da vida, sendo ela a Grande Mãe do Universo, e ao Solstício de Inverno, momento em que tudo volta para sua origem a fim de renascer e cumprir o ciclo natural da vida.

É um elemento feminino, tendo influência sobre a proteção e a cura, a fertilidade e a gestação e tudo aquilo que estiver ligado à prosperidade, fartura, carreira e negócios. Seus animais símbolo são o Touro e o Urso.

OS DIAS DA SEMANA

DOMINGO

Regido por Olodumare, Orunmilá e Olorun, senhores da criação e do conhecimento universal, ao lado de Naná, Oxalufã, Obatalá e todos os Orixás ***funfun***, favorece os objetivos ligados ao aprendizado e os estudos; à calmaria, à paz e à geração de novos frutos; à longevidade e aos mais velhos; à meditação e à reflexão.

SEGUNDA-FEIRA

Regida pelos Orixás Exu e Obaluaiê, favorece os objetivos ligados à saúde, à cura dos males físicos e espirituais e à medicina; à comunicação, à sexualidade e ao prazer; ao início de novos projetos; aos conflitos e às competições.

TERÇA-FEIRA

Regida pelos Orixás Ogum e Oxumarê, favorece os objetivos ligados à abertura de caminhos e ao progresso, ao trabalho e à carreira; ao reinício, às transmutações e às mudanças; à coragem, à força física, às guerras e às batalhas.

QUARTA-FEIRA

Regido pelos Orixás Xangô, Oyá e Obá, favorece os objetivos ligados às questões jurídicas, documentos e papéis; à lealdade, à vitalidade e à sensualidade; à autoridade, à escrita e à razão; à política e à liderança em todos os sentidos.

QUINTA-FEIRA

Regido pelos Orixás Oxóssi, Ossain e Logunedé, favorece os objetivos ligados ao crescimento, à prosperidade e a heranças e ganhos materiais; à caça e à conquista de objetivos; à infância e às crianças; às parcerias, às amizades; à lógica, ao aprendizado e aos estudos.

SEXTA-FEIRA

Regido pelos Orixás Oxalá e Oxoguiã, favorece os objetivos ligados à espiritualidade, à paz e à tranquilidade; ao fortalecimento da fé e à perseverança, aos poderes divinos e à purificação do corpo e da alma.

SÁBADO

Regido por todos os Orixás mulheres, em especial Oxum, Iemanjá, Ewá e Nanã, favorece os objetivos ligados à família, à gestação e à fecundidade; ao amor e aos relacionamentos; às artes e à criatividade; os sonhos e à intuição.

A LUA E SUAS FASES

Desde os tempos antigos as fases da Lua vêm influenciando a vida e os rituais humanos - sejam eles rituais mágicos ou rituais diários. Não é à toa que muitas pessoas se utilizam do calendário lunar para tomar decisões importantes em suas vidas como plantar, pescar, realizar rituais religiosos ou, até mesmo, assinar contratos ou iniciar novos negócios.

A propósito, a Lua exerce uma influência especial sobre as mulheres e suas regras mensais. Por esse motivo, ela é considerada uma divindade em diversas tradições mágicas justamente por representar as diversas faces do Sagrado Feminino: a donzela, a mãe, a anciã e a guerreira se refletem e personificam a cada ciclo lunar.

LUA CRESCENTE

É a fase em que a Lua sai da escuridão e começa a crescer, iluminando o céu. Por isso, é propícia aos rituais de crescimento e atração. Rituais que tenham por objetivo aumentar o que se deseja, o nascimento de crianças, fortalecimento das amizades e dos relacionamentos, amor, sensualidade e sentimentos, harmonização das situações e dos ambientes, boa sorte, negócios e prosperidade devem ser realizados durante esse período.

LUA CHEIA

É a fase em que a Lua está mais visível e brilhante, reinando plena no céu. É nesse período que as energias espirituais atingem seu ápice e se consolidam, vibrando mais forte. Por isso, é propícia aos rituais de fortalecimento, preenchimento, fertilidade, virilidade e sexualidade, comunicação, brilho, sucesso e visibilidade, assinatura de contratos e parcerias, felicidade, coragem e fortaleza, conquista e domínio, definição de situações amorosas e realização de casamentos.

LUA MINGUANTE

É a fase em que a Lua vai diminuindo o brilho até desaparecer, morrendo por alguns dias. É o momento propício para o encerramento de tudo o que não é mais necessário ou desejado, o banimento de energias negativas, libertação e finalização, reversão de situações indesejadas, cura (no sentido de eliminar a doença), morte e ressureição simbólicas, maturidade e sabedoria ancestral.

LUA NOVA

É a fase em que a Lua não está visível no céu, preparando-se para renascer em seu novo ciclo. Por isso, é um período de instabilidade energética, repleto de mistérios e inseguranças, de escuridão, de reclusão, propício para a meditação e o autoconhecimento.

LUA VAZIA

A Lua Vazia – ou Lua Fora de Curso - acontece a cada dois ou três dias, sempre que a Lua completa seu último aspecto em qualquer um dos signos do zodíaco, até o momento em que ela ingressa no signo seguinte. Esse período pode durar alguns minutos ou até mesmo horas e, durante elas, os trabalhos mágicos e rituais devem ser totalmente evitados, sob o risco de terem seus objetivos anulados.

Tudo o que é iniciado tende a ser incerto e está sujeito a erros e frustrações. O primeiro astrólogo a popularizar a Lua

Fora de Curso foi o americano Al Morrison e observou que *"todas as ações empreendidas enquanto a Lua está fora de curso por alguma razão sempre falham em seus resultados planejados ou pretendidos"*. É um período de recolhimento espiritual e energético, que devemos utilizar para a observação de si mesmo e o planejamento dos novos objetivos.

Durante os períodos de Lua Vazia as pessoas em geral tendem a parecerem desligadas da realidade, como se fossem puxadas para dentro de si mesmas, tornando-se pouco objetivas e dificultando o discernimento e a lucidez para tomar decisões. Por esse motivo, deve-se evitar a realização de toda ação importante e decisiva para sua vida e seus caminhos, como por exemplo:

- ❖ Iniciar relacionamentos;
- ❖ Assinar contratos;
- ❖ Negociar bens como carros e imóveis;
- ❖ Lançar ou iniciar novos negócios;
- ❖ Estrear shows, peças e exposições;
- ❖ Participar de entrevistas de emprego;
- ❖ Iniciar uma nova carreira;
- ❖ Realizar cirurgias ou intervenções médicas – exceto as de emergência;
- ❖ Realizar longas viagens;
- ❖ Ter conversas para resolver relacionamentos;
- ❖ Experimentar novos processos ou procedimentos em qualquer área;

- Realizar provas, testes ou exames;
- Formalizar e/ou contratar negócios de médio e longo prazo.

Ainda assim, os períodos de Lua Vazia têm suas vantagens, já que nos conectam de forma especial ao nosso eu interior. Com isso, esses momentos são propícios para o ócio criativo, para a continuidade daquilo que já está em andamento, para o relaxamento do corpo e da alma e para a meditação e reflexão.

Em poucas palavras, as Luas Vazias favorecem as questões subjetivas da alma em detrimento das questões objetivas da matéria. Os dias e horários das Luas Vazias variam a cada ano e são amplamente divulgadas por astrólogos de todo o mundo.

HOJE É DIA DE LUA VAZIA?

No meu site você encontra uma seção dedicada a explicar o que é a Lua Vazia, suas restrições e suas vantagens. Lá você também encontra a tabela de Luas Vazias para o ano corrente; basta selecionar o QR-Code com o leitor do seu celular!

COMO DESCOBRIR A FASE DA LUA SEM CALENDÁRIO

Como vimos, as fases da Lua são um dos aspectos mais importantes na criação dos seus banhos e defumações e na realização dos seus rituais de magia. Porém, muitas vezes precisamos descobrir em que fase ela se encontra e não temos como recorrer a um calendário impresso nem à internet ou ao celular. E agora, como saber em que fase está a Lua sem ter que buscar o calendário? Bem, existem algumas maneiras bastante simples:

PELA VISIBILIDADE DURANTE O DIA

Se, ao olhar para o céu durante o dia, a Lua estiver visível no período da tarde, ela está em fase *crescente*. Ao contrário, se aparecer pela manhã, está na fase *minguante*.

PELOS PONTOS CARDEAIS

Essa já é uma forma um pouco mais complicada, pois você precisa saber em que direção o sol nasce e se põe a partir do seu ponto de observação, e vale para a observação nos dois hemisférios do Planeta Terra.

Se antes da meia-noite a Lua aparecer no lado oeste (onde o Sol se põe), ela está em fase *crescente*. Porém, se depois da meia-noite ela for visível à leste (onde o Sol nasce), é fase *minguante*.

PELO FORMATO

Outra maneira de identificar em que fase a Lua está é observar o seu formato no céu. No Hemisfério Sul, abaixo da Linha do Equador, se a Lua aparecer em formato de letra "C", significa que está na fase *crescente*.

Se, por outro lado, o formato da Lua lembrar a letra "D", significa que está em fase *minguante* - ou *decrescente*. Agora, se ela estiver brilhando redonda e branca, pode apostar: é *Lua Cheia* e se estiver escura, como se vestisse um véu negro, é *Lua Nova*!

Esse método, entretanto, só vale para o Hemisfério Sul. No Hemisfério Norte *a aparência da Lua se inverte* e, portanto, quando tiver formato de letra "C" é fase *minguante*, enquanto se tiver formato de letra "D" é *crescente*.

Ah! Uma curiosidade: nas regiões mais próximas da Linha do Equador, essa regra do formato da Lua não vale! Sabe por quê? É porque nessas regiões a Lua aparece deitada, como se fosse um barco navegando no Céu (ou de ponta-cabeça, como um arco, dependendo da fase em que ela está).

OS PLANETAS E A MAGIA

A *Chave de Salomão* ou *Clavícula de Salomão* é um *grimório* (nome dado aos livros que reúnem receitas e segredos de magia) de autoria atribuída ao mitológico Rei Salomão, mas com sua origem provavelmente situada na Idade Média. *A Chave de Salomão* contém uma coleção de 36 pantáculos -

símbolos que possuem um significado de natureza mágica ou esotérica - que possibilitam uma ligação entre o plano físico e os planos sutis.

Esses escritos são até hoje tidos como referência para diversos estudos de magia, incluindo autores renomados como os ocultistas Cornelius Agrippa, Francis Barret, Eliphas Levy e Papus. Neles, o Rei Salomão organiza os sete planetas da astrologia e define seus poderes e áreas de influência de forma bastante detalhada.

SOL

Os dias e horas do **Sol** são indicados para os trabalhos de riqueza, fortuna e obtenção de benefícios pessoais; dissolvem sentimentos hostis e auxiliam nas amizades e relacionamentos sociais; ambição, autoridade, fama e posições de destaque são seus domínios. Relacionam-se com os Orixás Oxóssi, Oxum, Logunedé e Oxumarê.

VÊNUS

Os dias e horas de **Vênus** estão ligados ao amor, à beleza e à sensualidade; novas amizades, viagens, férias e questões que envolvam o prazer e a diletância também são fortalecidas por suas energias; artes, criatividade e juventude. Relacionam-se com os Orixás Oxum, Oxóssi e Ewá.

MERCÚRIO

Os dias e horas de **Mercúrio** estão relacionados ao desenvolvimento da inteligência, estudos e documentos; ciências físicas e ocultas; inspirações e sensibilidade espiritual; comércio e negócios em geral; aconselhamento, comunicação, rapidez e movimentação daquilo que está estagnado; cura do corpo, da mente e da alma. Relacionam-se com Exu e Ossain.

LUA

Os dias e horas da **Lua** são indicados para magias de amor, reconciliação, viagens e diplomacia; segredos e verdades; mensagens ocultas e para atrair pessoas e situações que parecem distantes; fertilidade, geração e crescimento; maternidade e poderes femininos. Relacionam-se com os Orixás Oxum, Oyá e Ewá.

SATURNO

Os dias e horas de **Saturno** são propícios ao sucesso e fracasso nos negócios e caminhos profissionais; favorecem posses, bens, abundância e prosperidade; trazem também a destruição, a morte física e simbólica, o ódio e a discórdia; encerramento de ciclos; testamentos, ancestralidade e longevidade. Relacionam-se aos Orixás Oxalufã, Nanã e Obaluaiê.

JÚPITER

Os dias e horas de **Júpiter** são excelentes para trabalhos de honra e riqueza; amizades; saúde e conquista dos objetivos; questões bancárias e comerciais; relações com o estrangeiro; novos empregos e mudanças profissionais; boa sorte; poder político e assuntos jurídicos e burocráticos. Relacionam-se com o Orixá Xangô e Oyá.

MARTE

Os dias e horas de **Marte** estão relacionados à energia da guerra e das batalhas; à coragem; à derrota dos inimigos e das situações vexatórias; à crueldade; quebra de demandas e feitiços; exorcismos e descarregos; questões judiciais e disputas. Relacionam-se com os Orixás Ogum, Obá, Oyá e Oxoguiã.

AS HORAS PLANETÁRIAS

Além dos Elementos da Natureza, dos Dias da Semana e das Fases da Lua, outro importante aspecto a ser considerado são as Horas Planetárias, muito utilizadas por diversas tradições de Magia Cerimonial desde a Antiguidade, que a partir de sua regência podem incrementar cm energias diferentes cada um dos seus propósitos. As influências das Horas Planetárias tomam por base os sete Planetas da Astrologia: Sol, Vênus, Mercúrio, Lua, Saturno, Júpiter e Marte.

De acordo com Stewart Farras, em seu livro *What Witches Do*, *"a primeira hora que segue o raiar do sol é governada pelo planeta regente do dia, ao passo que as horas subsequentes são regidas por cada um dos outros astros [...] de maneira sucessiva e em ordem rotativa" (FARRAS, 1989 apud DUNWICH, 2003).*

É importante observar essa afirmação, pois as Horas Planetárias não são calculadas de acordo com o horário normal do relógio; ao contrário, elas se baseiam na hora exata do nascer e pôr-do-sol, que definirão os períodos *dia* e *noite* e a duração de cada Hora Planetária. Por esse motivo, dependendo da estação do ano e da região onde você mora, as Horas Planetárias poderão ter um pouco mais ou um pouco menos que os 60 minutos habituais. Da mesma forma, o período considerado *dia* não se refere à primeira hora da madrugada, mas sim à primeira Hora Planetária a partir do horário do nascer do sol; da mesma forma, a primeira hora do período *noite* será considerada a partir do minuto exato do pôr-do-sol.

Para calcular as Horas Planetárias, devem-se seguir os seguintes passos: (1) obtido os horários exatos de nascer e pôr-do-sol, calcula-se o tempo entre ume outro, em minutos; (2) a partir desse total de minutos, divide-se, então, por 12; (3) o número que resultar será o tamanho de cada Hora Planetária no dia em questão. A primeira hora do período *dia* corresponderá, então, ao Planeta regente do dia da semana:

- **Domingo** é regido pelo **Sol**;
- **Segunda-feira** é regida pela **Lua**;
- **Terça-feira** é regida por **Marte**;
- **Quarta-feira** é regida por **Mercúrio**;
- **Quinta-feira** é regida por **Júpiter**;
- **Sexta-feira** é regida por **Vênus**;
- **Sábado** é regido por **Saturno**.

As demais Horas Planetárias começarão, então, no exato minuto em que terminar a anterior, e serão regidas pelo Planeta imediatamente seguinte ao regente da hora anterior, conforme a sequência (1) Sol, (2) Vênus, (3) Mercúrio, (4) Lua, (5) Saturno, (6) Júpiter e (7) Marte. Gerina Dunwich (2003:65) nos ensina ainda que *"o minuto divisório entre duas horas planetárias é conhecido por cúspide. Por causa da energia instável que ocorre com o contato entre duas influências planetárias diferentes, este momento não é indicado para a realização de trabalhos mágicos."*.

Para entender melhor como calcular as Horas Planetárias, observe o exemplo a seguir: o nascer do sol do dia 01/01/2016, sexta-feira, ocorreu às 05:23; o pôr-do-sol, também chamado *ocaso*, ocorreu às 18:57. Dessa forma, entre um e outro, o transcorrer total de minutos é de 814 minutos, que devem então ser divididos por 12, totalizando 68 minutos para cada Hora Planetária. Assim, a primeira Hora Planetária do dia 01/01/2016 começa às 05:23h e termina 68 minutos depois, às 06:31h, sendo regida pelo Planeta Vênus, que é o Planeta regente da sexta-feira. A segunda hora do dia ocorrerá, então, das 06:31h até as 07:39h, sendo regida pelo Planeta Mercúrio. A terceira hora, das 07:39h até as 08:47h, será regida pela Lua e assim por diante.

Ao final desse período, o cálculo para as Horas Planetárias da *noite* deverá ser feito da mesma forma, considerando o período entre o pôr-do-sol do dia atual e o nascer do sol do dia seguinte, seguindo a mesma sequência de regências. Para facilitar a compreensão e a identificação das Horas Planetárias, as tabelas a seguir apresentam a ordem de regências para cada dia da semana, nos períodos *dia* e *noite*.

Horas Planetárias do Dia
(do nascer-do-sol ao pôr-do-sol)

Domingo	
1. Sol	7. Marte
2. Vênus	8. Sol
3. Mercúrio	9. Vênus
4. Lua	10. Mercúrio
5. Saturno	11. Lua
6. Júpiter	12. Saturno
Segunda-feira	
1. Lua	7. Mercúrio
2. Saturno	8. Lua
3. Júpiter	9. Saturno
4. Marte	10. Júpiter
5. Sol	11. Marte
6. Vênus	12. Sol
Terça-feira	
1. Marte	7. Júpiter
2. Sol	8. Marte
3. Vênus	9. Sol
4. Mercúrio	10. Vênus
5. Lua	11. Mercúrio
6. Saturno	12. Lua

Quarta-feira	
1. Mercúrio	7. Vênus
2. Lua	8. Mercúrio
3. Saturno	9. Lua
4. Júpiter	10. Saturno
5. Marte	11. Júpiter
6. Sol	12. Marte
Quinta-feira	
1. Júpiter	7. Saturno
2. Marte	8. Júpiter
3. Sol	9. Marte
4. Vênus	10. Sol
5. Mercúrio	11. Vênus
6. Lua	12. Mercúrio
Sexta-feira	
1. Vênus	7. Sol
2. Mercúrio	8. Vênus
3. Lua	9. Mercúrio
4. Saturno	10. Lua
5. Júpiter	11. Saturno
6. Marte	12. Júpiter
Sábado	
1. Saturno	7. Lua
2. Júpiter	8. Saturno
3. Marte	9. Júpiter
4. Sol	10. Marte
5. Vênus	11. Sol
6. Mercúrio	12. Vênus

Horas Planetárias da Noite

(do pôr-do-sol ao nascer-do-sol)

Domingo	
1. Júpiter	7. Saturno
2. Marte	8. Júpiter
3. Sol	9. Marte
4. Vênus	10. Sol
5. Mercúrio	11. Vênus
6. Lua	12. Mercúrio
Segunda-feira	
1. Vênus	7. Sol
2. Mercúrio	8. Vênus
3. Lua	9. Mercúrio
4. Saturno	10. Lua
5. Júpiter	11. Saturno
6. Marte	12. Júpiter
Terça-feira	
1. Saturno	7. Lua
2. Júpiter	8. Saturno
3. Marte	9. Júpiter
4. Sol	10. Marte
5. Vênus	11. Sol
6. Mercúrio	12. Vênus
Quarta-feira	
1. Sol	7. Marte
2. Vênus	8. Sol
3. Mercúrio	9. Vênus
4. Lua	10. Mercúrio
5. Saturno	11. Lua
6. Júpiter	12. Saturno

Quinta-feira	
1. Lua	7. Mercúrio
2. Saturno	8. Lua
3. Júpiter	9. Saturno
4. Marte	10. Júpiter
5. Sol	11. Marte
6. Vênus	12. Sol
Sexta-feira	
1. Marte	7. Júpiter
2. Sol	8. Marte
3. Vênus	9. Sol
4. Mercúrio	10. Vênus
5. Lua	11. Mercúrio
6. Saturno	12. Lua
Sábado	
1. Mercúrio	7. Vênus
2. Lua	8. Mercúrio
3. Saturno	9. Lua
4. Júpiter	10. Saturno
5. Marte	11. Júpiter
6. Sol	12. Marte

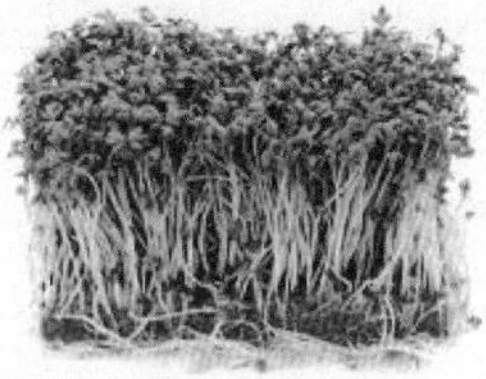

Criando uma Horta Mágica

Toda forma de afeto é também uma forma de magia. Quando sorrimos para alguém, quando dizemos um *bom dia* sincero, quando abraçamos ou cantamos, estamos praticando magia. Da mesma maneira, quando dedicamos o nosso tempo a cuidar de algo ou de alguém, ali também estamos entregando amor, canalizando energia e fortalecendo o poder transformador da gratidão em nossas vidas.

Com as folhas e seu poder funciona da mesma forma! As palavras, as músicas e as emoções que manifestamos ao plantar, colher ou manipular um alimento ou uma planta influenciam na forma como ela cresce e reage às nossas intenções.

Quer um exemplo? O cientista japonês Masaru Emoto fez uma experiência colocando três porções de arroz cozido em frascos de vidro diferentes. No primeiro frasco, ele escreveu "*Thank you, I love you*" ("Obrigado, eu te amo", em inglês). No segundo, ele escreveu "*I hate you, you fool*" ("Eu te odeio, seu idiota"). No terceiro simplesmente não escreveu nada. Além disso, durante 30 dias ele pediu aos seus alunos que gritassem para cada um dos frascos as palavras escritas neles.

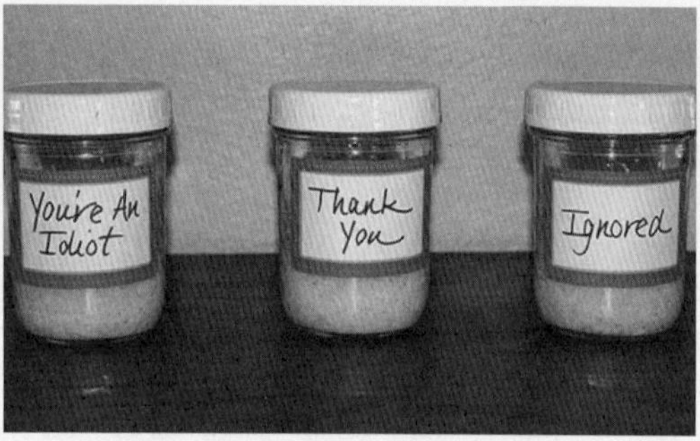

Foto: simplynahala.com

Sabe qual foi o resultado? O arroz do primeiro frasco, com as palavras de afeto, tinha começado a fermentar. O arroz do segundo frasco, com as palavras de rancor, estava preto e apodrecido. E arroz do terceiro, sem nada escrito, estava todo embolorado.

Vivemos em uma realidade urbana, cercado por prédios, asfalto e concreto. Por isso, eu sei que nem todos nós temos a possibilidade de manter extensos jardins ou dedicar horas e horas por dia para cultivar todas as plantas e flores que gostaríamos. Ainda assim, que tal criar a sua própria

Horta Mágica em casa? Você não precisa de muito espaço, tempo ou investimento – apenas boas intenções. Além disso, o carinho e o cuidado com as folhas escolhidas reforçam o seu poder; por isso, escolha uma fase da Lua que seja boa para isso (crescente ou cheia são as ideais), verifique a energia do dia, utilize terra de boa qualidade e trate-as com carinho. As folhas gostam de ser mimadas, de conversar e de ouvir você cantar para elas!

Além disso, muitas das plantas de pequeno porte (que são ideais para as nossas hortas mágicas caseiras) têm tripla finalidade: elas podem ser usadas nos rituais de banhos e defumações, na decoração e ornamentação do seu lar e também como tempero na sua cozinha (mais uma forma de magia!).

Existem diversas espécies de plantas que se adaptam muito bem a espaços com pouca incidência de sol, com maior umidade e até com pouca necessidade de água. Observando as necessidades de cada uma delas, você pode cultivar as suas mudas em pequenos vasos na varanda do seu apartamento, no jardim de casa ou na sua cozinha.

O QUE PLANTAR?

Dentre tantas espécies existentes, a primeira e mais importante decisão é escolher o que plantar. Quando pensamos na beleza das flores, no perfume dos temperos ou na versatilidade das folhagens queremos ter todas ao mesmo tempo, mas isso nem sempre é possível!

Minha sugestão é que você comece com poucas, pra se acostumar com o trato da sua horta, e vá aumentando a variedade de espécies aos poucos. Outra sugestão é escolher 3 ou 5 espécies para cada "grupo de trabalho":

1. Limpeza e Defesa Espiritual;
2. Abertura de Caminhos;
3. Prosperidade;
4. Harmonia e Bem-Aventurança;
5. Amor e Atração.

Assim você terá de 15 a 25 plantas diferentes e fica mais fácil combinar seus poderes para as suas receitas de magia!

TEMPEROS

Os temperos são as variedades mais fáceis e mais versáteis de cultivar - além das funções mágicas, eles ainda podem ser usados na cozinha e também como decoração. Em sua maioria, eles devem ser mantidos sempre bem irrigados, com solo adubado e protegidos conta ventos fortes e geadas. Da mesma maneira, eles gostam de sol e devem receber boa iluminação por, pelo menos, quatro horas diárias. Algumas variedades de temperos fáceis de cuidar são:

- Alecrim;
- Boldo;
- Capim Limão;
- Capim Cidreira;

- Cânfora;
- Coentro;
- Erva Doce;
- Hortelã;
- Malva Cheirosa;
- Manjericão;
- Pimentas de diversos tipos;
- Sálvia;
- Salsinha;
- Salsão;
- Sândalo;
- Tomilho.

VERDURAS E LEGUMES

A maioria das verduras e legumes que nascem no chão também pode ser cultivada em vasos. Entretanto, é preciso lembrar que elas crescem proporcionalmente ao tamanho do solo disponível e que cada uma delas tem características bem diferentes entre si – especialmente as folhagens e raízes.

Essas espécies se adaptam bem a solo bastante úmido ou a cultivos hidropônicos (nos quais não há terra, apenas água). Igual aos temperos, elas adoram um bom banho de sol e por isso devem receber iluminação por pelo menos 4 a 5 horas diárias. As verduras e legumes tem pouca utilização mágica no dia-a-dia, mas grande aplicação na medicina natural – além de ser uma delícia à mesa. As espécies mais fáceis de serem cuidadas são:

- Abóbora;
- Abobrinha;
- Agrião;
- Alface;
- Batata.
- Batata-Doce;
- Beterraba;
- Brócolis;
- Cebola;
- Cenoura;
- Couve;
- Espinafre;
- Pepino;
- Rabanete;
- Repolho;
- Rúcula.

FRUTAS

As espécies frutíferas são as que exigem mais espaço e cuidados. Ainda assim, é perfeitamente possível criá-las em vasos de tamanho grande e vê-las darem frutos deliciosos! Para ambientes internos, é importante observar o ritmo de crescimento e o porte de cada espécie escolhida, afinal, elas podem exigir um espaço maior que o disponível e não frutificar. A jabuticabeira, por exemplo, é perfeita para dentro de casa; já a mangueira, cresce rápida e muito grande, por isso não é indicada para ambientes pequenos.

Além disso, é preciso tomar cuidado com a irrigação: árvores e arbustos frutíferos gostam de solo úmido e bastante água em sua rega (geralmente, quanto mais água, melhores os frutos), mas não podem ficar encharcadas, sob risco de apodrecer a raiz. Por esse motivo, é necessário sempre plantá-las em vaso com furos no fundo e lembrar-se de deixar um prato na base, para escoar o excesso de água.

Alguns cuidados especiais na adubação fazem toda a diferença: os com liberação lenta, ricos em fósforo, duram até três meses e são os mais indicados para as árvores frutíferas, e a inserção de terra vegetal e húmus de minhoca também auxilia bastante. No verão, quatro a cinco regas semanais são fundamentais para o bom desempenho das espécies; no inverno, duas vezes por semana já é o suficiente. Algumas espécies lindas, perfumadas e fáceis de cuidar são:

- Acerola;
- Amora;
- Cajá-manga;
- Cereja;
- Jabuticaba;
- Laranja;
- Limão Rosa;
- Goiaba;
- Pêssego;
- Limão Siciliano;
- Limão Taiti;

- Mirtilo;
- Pitanga;
- Romã;
- Tangerina
- Tomate (que é fruta, mas vira salada).

MUDAS OU SEMENTES?

Outro aspecto importante a considerar na hora de criar a sua Horta Mágica é escolher se você vai plantar as suas espécies a partir de sementes ou de mudas. Ainda que o plantio de sementes seja mais demorado, algumas espécies funcionam melhor dessa maneira, como é o caso de flores ou de vegetais como a beterraba e a cenoura. Outras como o alecrim e a alface, podem ser plantadas a partir de mudas e rapidamente se adaptam e começam a crescer.

Uma dica: o plantio por mudas pode ser feito em qualquer época do ano; já as sementes precisam observar o calendário correto – e a época varia de acordo com a espécie.

UM UNIVERSO DE CORES

A magia está em todos os elementos da natureza. Como já vimos nos capítulos anteriores, as diversas espécies de plantas e folhas, os animais, os sons e as músicas, os aromas e os perfumes, enfim, tudo no Universo traz consigo um poder oculto que pode ser despertado e trabalhado de forma mágica. Inclusive, no volume 3 da Trilogia As Folhas Sagradas, eu ensino em detalhes como utilizar e transformar esses elementos que parecem tão simples no nosso dia-a-dia em rituais repletos de magia para a sua casa ou ambiente de trabalho!

Da mesma maneira, as cores têm características e poderes próprios e montar uma Horta Mágica que combine espécies de diversas cores pode ser um prato cheio para potencializar os seus rituais. Além disso, as cores dos vegetais também dizem muito sobre seus aspectos medicinais, olha só...

VERDES

Pele, ossos, visão, sistema imunológico e sistema nervoso são algumas áreas de atuação medicinal desse grupo; além disso, auxiliam na redução do colesterol e na prevenção de doenças cardiovasculares. Alguns exemplos desse grupo são: couve, alface, brócolis, espinafre, pimentão e agrião.

AMARELOS E LARANJAS

Visão, sistemas reprodutor e imunológico, doenças cardíacas e alguns tipos de câncer são prevenidos e beneficiados por alimentos desse grupo. Alguns exemplos são: cenoura, pimentão, abóbora, laranja e melão.

VERMELHOS

Combatem o colesterol e fortalecem o coração, além de prevenir o câncer de próstata, mama e estômago; colaboram também na saúde dos vasos sanguíneos e da gengiva, além de favorecerem a formação de colágeno - ótimo para a pele. Exemplos de espécies vermelhas são: morango, tomate, melancia, maçã e pimentas.

BRANCOS

Anti-inflamatórios e anti-alergênicos por excelência, fortalecem sistema imunológico e a circulação. Alguns exemplos são: cebola, aipo, couve-flor, alho, batata branca e batata inglesa.

ROXOS E VIOLETAS

Auxiliam na prevenção do câncer e de doenças cardíacas, além de serem excelentes para a memória e fortalecimento do sistema digestivo. Exemplos desse grupo são: beterraba, repolho roxo, berinjela, uvas e amoras.

ONDE PLANTAR?

Agora que você já definiu quais as espécies que vão fazer parte da sua Horta Mágica, é hora de escolher onde vai plantá-las. Vasos? Floreiras? Num pequeno jardim ou em um grande terrário?

Tudo depende da sua disponibilidade de espaço e tempo para cuidar – afinal, a sua horta se tornará verdadeiramente mágica pela dedicação e energia que você dispuser para tratar dela. O importante, afinal, é dar amor e cuidados às suas plantar.

Em termos gerais, a maioria das espécies se adapta bem a qualquer tamanho de plantio e se desenvolve de acordo com o espaço disponível. Dessa maneira, mesmo que você não tenha os recipientes ideais, ainda assim você pode cultivar suas plantinhas de várias maneiras:

- Na terra, ideal pra quem tem mais espaço;
- Em vasos de todos os formatos e tamanhos;
- Em floreiras, que ficam ótimas em espaços reduzidos como sacadas e varandas;
- Em caixotes de madeira, que também ficam lindas na decoração de casa;
- Em hortas verticais, para aproveitas melhor o espaço reduzido e criar lindas paredes vivas;
- E até mesmo em embalagens recicladas, como garrafas pet, latas de refrigerante, potes de alimentos e etc.

Eu preparei algumas dicas para cada tamanho de plantio: pequeno, médio e grande. Vem comigo!

EM ESPAÇOS PEQUENOS...

1. Escolha um vaso com furos no fundo, e encha um terço do vaso com brita ou argila expandida, para a drenagem;
2. Coloque uma mistura de duas partes de terra, uma parte de adubo e uma parte de húmus até a metade do vaso;

3. Plante suas mudas e preencha com terra até a borda do vaso;
4. Espalhe um pouco de areia ou pedrinhas para decorar e manter a umidade na terra.

EM ESPAÇOS MÉDIOS...

1. Are bem solo com uma pá ou enxada;
2. Misture a terra mexida com adubo;
3. Marque os espaçamentos entre as mudas considerando cada espécie e suas particularidades (exemplo: os pés de alface devem ficar a dois palmos um do outro);
4. Posicione as mudas de maneira intercalada, em forma de triângulo, para evitar a erosão da terra;
5. Misture as sementes com areia e espalhe de maneira uniforme;
6. Nas primeiras semanas, regue pelo menos uma vez ao dia. Em regiões quentes, duas vezes ao dia até brotarem;
7. Lembre-se que a rega deve ser feita sempre nos períodos mais frescos do dia, como no início da manhã ou final da tarde.

EM ESPAÇOS MAIORES...

1. Mantenha a área de plantio isolada da circulação de pessoas ou animais; se possível, coloque uma cerca limitando o seu espaço;

2. Se você mora em regiões muito quentes, providencie uma fonte de água próximo à área de plantio;
3. Limpe bem o solo onde irá plantar, retirando as ervas daninhas, plantas velhas e pedras;
4. Com os materiais orgânicos que tirar na limpeza do solo, você pode fazer um adubo natural;
5. Umedeça a terra e are bem com uma pá de jardinagem, enxada ou arado, deixando ele bem fofo e soltinho;
6. Espalhe uma camada de aproximadamente 4 cm de terra adubada sobre a área de plantio e misture com a terra que já estava lá;
7. Plante suas mudas seguindo as características de cada espécie escolhida; lembre-se de dar o espaçamento correto entre elas para que as raízes não se prejudiquem entre si;
8. Divida a área de plantio em quadrantes ou corredores, permitindo que você circule por ele sem pisar nas mudas;
9. Nas áreas de circulação, coloque palha, cascalho ou cacos de tijolo para evitar o crescimento de pragas e plantas indesejadas;
10. De tempos em tempos, faça a manutenção da sua horta retirando as ervas daninha e protegendo contra pragas e insetos (mais pra frente eu vou te ensinar algumas receitas para isso!);

11. Se o terreno for muito argiloso, misture areia junto com o adubo;
12. Se possível, planeje um sistema de irrigação por gotejamento.

COMO PLANTAR ÁRVORES FRUTÍFERAS?

Já pensou acordar de manhã e preparar um delicioso suco de laranjas plantadas por você? Comer aquela maçã direto do pé, colhida em casa? Mesmo em espaços pequenos isso é possível! Olha só:

MATERIAL NECESSÁRIO

- Muda da espécie escolhida;
- Argila expandida;
- Terra vegetal;
- Cascalho pequeno;
- Vaso grande, com no mínimo 10cm a mais de circunferência que a medida do torrão;
- Manta drenante;

Importante: a quantidade de terra, argila e cascalho vão depender do tamanho da muda e do vaso, mas a recomendação é comprar um saco de cada para futuras manutenções.

COMO FAZER

1. Coloque a manta drenante no fundo do vaso para a terra não escapar pelo dreno;

2. Cubra a manta drenante com a argila expandida. O recomendado é uma camada de cerca de 5cm;
3. Sobre a argila expandida, coloque mais um pedaço da manta drenante;
4. Coloque uma camada de terra suficiente para que a raiz fique na altura correta (o topo da muda, onde começa o caule, deve ficar a mais ou menos três centímetros da borda do vaso);
5. Remova cuidadosamente o plástico que envolve o torrão. Ele precisa ser mantido inteiro para que a raiz não seja prejudicada, o que pode atrapalhar o desenvolvimento da sua planta;
6. Centralize a planta no vaso e complete os espaços com mais terra, mas não ultrapasse a medida superior do torrão;
7. Compacte a terra com as mãos até que a superfície fique uniforme;
8. Espalhe o cascalho ao redor da planta para fazer o acabamento e faça a primeira rega com água pura em abundância, para retirar as bolhas de ar e assentar o torrão no vaso.

Como cuidar?

Aprender sobre O Poder das Folhas exige muito mais que leituras e estudos teóricos: é preciso por a mão na massa - ou melhor, na terra. Sentir sua energia, cultivar seu poder e assistir à magia da vida crescendo diariamente diante dos seus olhos. Por isso, é preciso aprender as maneiras corretas de preparar o solo, semear e cuidar das suas plantas para que elas cresçam fortes e saudáveis, seja em pequenos vasos ou em grandes quintais.

CLIMA

Estudar bem o clima da região onde você mora e as preferências das espécies que vai plantar é fundamental para o sucesso da sua Horta Mágica. Embora a maioria das espécies de temperos e frutas goste de sol abundante, é preciso lembrar que as horas mais quentes do dia podem queimá-los. Por isso, planeje com carinho onde e como vai posicionar as suas plantas. Pense em espaços que recebem a incidência de sol nas primeiras horas da manhã ou no final da tarde, mas que fiquem protegidos do sol do meio-dia, por exemplo.

Além disso, também é importante considerar o clima noturno, com as serrações e geadas, e proteger as espécies mais sensíveis. O excesso de frio é tão prejudicial às plantas quanto o de calor. Da mesma maneira, considere criar um pequeno telhado caso suas plantas fiquem no pátio ou no quintal, pois o volume de chuvas pode atrapalhar seu crescimento. Ah! Outra coisa: embora a maioria das ervas como a lavanda, o tomilho, o alecrim e o capim-limão sejam mais resistentes ao vento, procure proteger as suas mudas de temperos para evitar que elas não sejam desfolhadas.

ILUMINAÇÃO

Como acabamos de ver, o clima e a temperatura são fundamentais para o bom desenvolvimento da sua Horta Mágica. Junto a esses aspectos, a iluminação também entra na equação – afinal, a luz natural é um dos ingredientes mais importantes para que as suas plantas cresçam fortes e saudáveis.

O local adequado para cultivar suas espécies deve receber pelo menos quatro horas de sol diariamente, de preferência pela manhã ou no final da tarde. Ao mesmo tempo, o local escolhido precisa ser arejado, para que iluminação e calor não se combinem e sufoquem as plantinhas. Especialmente se você está cultivando a sua Horta Mágica em vasos, preste atenção nas variações da posição do sol durante o ano, com a mudança das estações e planeje espaços alternativos para as suas mudas em cada um desses períodos!

SOLO

Criar uma Horta Mágica significa lidar com muitos mais que apenas a magia e o poder das folhas. Toda a natureza é envolvida no processo e, com isso, as forças das estações do ano, da fase da Lua e das águas são importantíssimas para o sucesso do seu plantio. Da mesma maneira, os poderes da terra são fundamentais para que as suas espécies cresçam fortes e saudáveis, por isso o solo em que você irá plantar a sua Horta Mágica interage diretamente com as espécies escolhidas, sendo considerado um organismo vivo e poderoso e a preparação correta da terra de plantio é um aspecto essencial e merece muita atenção.

Há diferentes maneiras de preparar um solo com bons nutrientes – o que garantirá uma boa plantação. Algumas lojas especializadas, inclusive, vendem terras já preparadas, que podem ser uma boa opção para quem está começando. Além disso, no comércio em geral você também encontrará vitaminas e produtos específicos como o NPK 10-10-10, NPK 4-14-8 ou NPK 4-30-16 e também opções de compostos orgânicos como o esterco de galinha ou gado, casca de ovo triturada, pó de café lavado e húmus de minhoca. Lembre-se que quanto maior a variedade de adubos orgânicos utilizados, melhor para a saúde – sua e de suas plantas!

Porém, existem tantas opções que misturar todas elas pode fazer mais mal do que bem. O melhor, nesse caso, é conversar com um profissional das lojas agropecuárias ou de viveiros e escolher a melhor mistura de acordo com o tamanho da sua horta e das mudas que você decidir começar a plantar. Um ponto importante é observar a leveza e a drenagem da terra escolhida, para que o solo não fique compactado e as raízes possam fluir livremente e se desenvolver da melhor maneira.

Outra coisa! Em especial os temperos e hortaliças são muito exigentes em relação à saúde do solo em que são plantados. Por isso, depois que estiverem crescendo, é importante fazer adubações complementares a cada 15 dias!

IRRIGAÇÃO

Cultivar uma Horta Mágica requer cuidados diários. O clima e a iluminação, como já vimos, são fundamentais para o bom desenvolvimento das suas plantinhas, mas... Do que elas irão se alimentar? A rega diária funciona como o alimento das suas espécies e, por isso, precisa ser realizado na medida correta para cada uma delas.

Além disso, assim como nós seres humanos, as plantas da sua Horta Mágica também têm horários em que preferem comer – ou, nesse caso, beber. O início da manhã, o final da tarde ou a noitinha são seus horários prediletos. Já os horários com maior incidência de calor, das 10 da manhã até às 16 horas da tarde, são terríveis, pois o sol esquenta a água e, pela evaporação, pode cozinhar as raízes das suas mudas. Outra coisa: assim como pouca água faz a planta secar, muita água pode afogá-la. Por isso, se você montou a sua Horta Mágica em vasos, escolha os que têm furos no fundo, para que o excesso possa ser drenado de forma fácil.

Da mesma maneira, evite molhar demais a terra onde elas estão – o ideal é regá-las no ponto que não escorra nada pelo fundo, assim os nutrientes da terra não são levados embora. No caso de hortas feitas em espaços maiores, a melhor estratégia é utilizar a irrigação por gotejamento. Existem diversas maneiras de utilizar esse sistema, desde os mais simples feitos com garrafas pet até os mais complexos e automatizados; pesquise na internet e escolha a que prefere.

Carinho

Até agora você aprendeu os aspectos fundamentais para planejar e plantar as ervas, temperos, verduras, legumes e frutas da sua Horta Mágica. Mas, afinal, o que torna ela verdadeiramente mágica?

As fases da Lua, as estações do ano, os dias da semana e as horas planetárias são alguns aspectos que devem ser observados para despertar o poder das ervas e realizar os seus rituais – e que também podem e devem ser planejados para o plantio e colheita em sua Horta Mágica. Além disso, como já vimos, as plantas são muito semelhantes aos seres humanos e, para que cresçam fortes e saudáveis precisam receber muito mais que sol, luz e água – elas precisam de carinho e atenção.

Como vimos com a experiência do cientista japonês Masaru Emoto, já é cientificamente comprovado que cantar e conversar com as suas plantinhas favorece o seu crescimento (e, mais uma vez, podem despertar seus poderes através de mantras e encantamentos). Por isso, ao planejar a criação da sua Horta Mágica, prefira instalar ela em um espaço da sua casa no qual você tenha fácil acesso e costume frequentar. Dessa maneira, ela ficará sempre visível e vocês poderão cuidar uma da outra. Além disso, manter a sua Horta Mágica perto de você também permitirá que você acompanhe o crescimento de cada espécie, desfrutando da beleza e da magia da vida a cada dia e ainda permitindo que você perceba mudanças ou cuidados necessários mais frequentemente.

MANUTENÇÃO DA HORTA

Os cuidados com a sua Horta Mágica, porém, não terminam quando você planta as espécies escolhidas. Além da atenção e do carinho dedicado a elas, também é necessário fazer a manutenção do plantio, fortalecendo o solo e impedindo que pragas e ervas daninhas prejudiquem o crescimento das suas plantas.

As hortas cultivadas em vasos costumam durar de seis meses a um ano. Durante esse tempo, a cada três meses, é importante retirar as folhas secas e amareladas e mexer na terra, tomando cuidado para não danificar as raízes nesse processo. Ao final desse período, também é importante realizar a rotatividade do plantio, que veremos mais adiante.

PRAGAS E ERVAS DANINHAS

No dia-a-dia, os principais cuidados são a iluminação e a irrigação. Porém, junto a isso, é importante observar se a sua Horta Mágica está limpa e livre de ervas daninha, pragas que podem se aproximar das suas plantas e prejudicar seu crescimento, disputando espaço e nutrientes com elas. Fique de olho naqueles matinhos que nascem espontaneamente ao redor das suas plantas e arranque-os assim que aparecerem. Além disso, ao perceber a presença de pequenos animais como lagartas e insetos, ou a mudança drástica de coloração das folhas, considere aplicar inseticidas naturais para eliminar os perigos e doenças da sua Horta Mágica.

ROTATIVIDADE DO SOLO

Outra questão essencial para a saúde do solo em que você planta a sua Horta Mágica é a rotatividade do plantio. Cada planta tem características orgânicas diferentes e exige um determinado tipo de nutrientes e cuidados; por isso, renovar o plantio faz com que a terra utilizada também se renove e se fortaleça, permitindo que as espécies escolhidas aproveitem o melhor dela.

Em pequenas plantações, como vasos ou jardineiras, é importante ainda observar as características de enraizamento de cada planta, pois algumas delas – como a salsinha e a hortelã - tem raízes invasoras e não se dão bem em grupo. Outro aspecto importante é que as espécies que você colhe com mais frequência também devem ser criadas sozinhas, pois a poda e a colheita fazem com que a planta exija mais do solo e isso pode prejudicar as suas "vizinhas". Algumas combinações que dão certo: alecrim, tomilho e sálvia; manjericão, anis, carqueja e sálvia; e manjericão, manjerona e cebolinha.

CALENDÁRIO DE PLANTIO

Há uma lei universal que diz "só se colhe aquilo que se planta" e, quando falamos sobre a criação de uma Horta Mágica, essa é a mais absoluta das verdades. Por isso, para que possamos desfrutar ao máximo das espécies que escolhermos para a nossa Horta Mágica é necessário compreender o ciclo de plantio e crescimento de cada uma delas. Especialmente as verduras e legumes devem observar esses ciclos, uma vez que há um intervalo que pode durar de algumas semanas até meses desde a semeadura até a colheita das espécies. Pra te ajudar nessa tarefa, eu preparei um calendário que te ensinam os cuidados necessários em cada mês, para que você possa organizar de maneira eficiente para plantar e colher, e o melhor período para semear cada tipo de planta.

Por uma questão didática, o calendário de cuidados mensais para a sua Horta Mágica inicia em julho, quando chega o inverno, lembrando que temperos e ervas cheirosas podem, em geral, serem plantadas durante todo o ano, desde que observados os cuidados que já vimos nos capítulos anteriores.

JULHO

Este é o mês menos trabalhoso em sua Horta Mágica, uma vez que as plantas se encontram em descanso. Ainda assim, é um bom período para semear, aproveite!

AGOSTO

É o momento de renovação, por isso tesouras na mão e vamos à poda! É o mês de remover tudo o que estiver seco e deteriorado em sua horta dos meses anteriores, limpando o solo e preparando o novo ano de plantio. Considere adubar a terra e prepará-la durante todo o mês.

SETEMBRO

A primavera vem chegando e é tempo de cores! Semeadura e plantação de mudas a todo vapor, lembrando sempre de regar bem nas primeiras semanas, para que a brotação seja plena.

OUTUBRO

Conforme a temperatura sobe, é chegado o tempo de começar a adubar o solo e aumentar a irrigação da sua horta.

NOVEMBRO

As cores das flores e frutas tomam conta dos jardins e é hora de plantar bolbos e tubérculos que estarão prontos para colher no que as plantas se encontram em descanso. Ainda assim, é um bom período para semear, aproveite!

DEZEMBRO

O sol chega ao seu ápice e o calor toma conta dos dias. Por isso, é preciso redobrar os cuidados com a irrigação e proteger a sua Horta Mágica das horas mais quentes, próximas ao meio-dia. Dependendo de onde você mora, considere fazer até duas regas diárias, logo pela manhã e ao final da tarde.

JANEIRO

É mês de férias, mas isso não significa descuidar da sua Horta Mágica. Os cuidados de irrigação de novembro e dezembro continuam valendo e é preciso, aos poucos, começar a pensar também em proteções contra as chuvas dos próximos meses. Além disso, "ano novo, terra nova"! Renove a terra dos vasos e faça nova adubação com compostos orgânicos.

FEVEREIRO

Fevereiro é um mês tranquilo em sua Horta Mágica, nos quais você deve manter o bom trabalho que vem fazendo até aqui. Também é um excelente período para você testar o plantio de novas espécies de temperos, que geralmente exigem climas mais quentes e muita irrigação.

MARÇO

As chuvas aumentam e as temperaturas, aos poucos, começam a cair. Isso significa que é hora de cuidar com mais atenção da sua Horta Mágica, que pedirá mais cuidados nas próximas semanas e meses. É um bom momento para semear flores - o ano todo é favorável, mas março é especial!

ABRIL

Com a mudança das estações, as folhas começam a escurecer e cobrir o solo – o que provoca mais danos que benefícios ao seu plantio. Por isso, faça a limpeza frequente da sua Horta Mágica, eliminando as plantas queimadas e amareladas, que podem ser utilizadas em uma composteira.

MAIO

A chuva e o frio dão as caras e chega novamente o tempo de proteger as espécies da sua Horta Mágica. É um bom momento para pensar em coberturas laterais contra ventos fortes, assim como em telhados que evitem o sol e a chuva, que combinados podem matar suas plantas. Também é momento de renovar a terra das espécies plantadas em meados de setembro e de tratar as plantas com inseticidas naturais.

JUNHO

Um dos meses mais frios do ano exige cuidados especiais. Caso não tenha tomado as providências indicadas em abril e maio, agora é a hora! Se você montou a sua horta em espaços pequenos e médios, que tal buscar um novo local, protegendo intempéries do clima e favorecendo a iluminação?

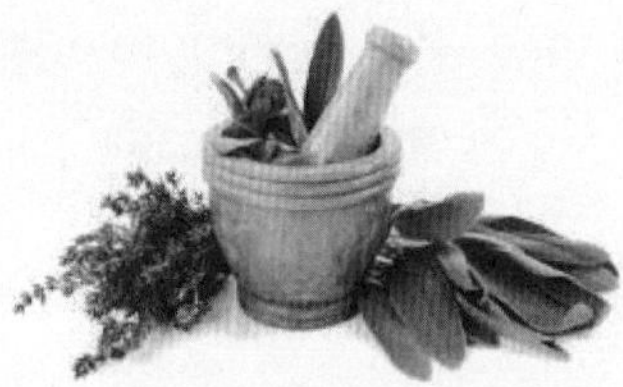

Magia na Prática

Chegou a hora de pôr a mão na massa – ou melhor, na folha! Para isso, é preciso entender qual a melhor maneira de utilizá-las e isso vai depender de qual é o seu objetivo.

O poder das folhas pode ser despertado e utilizado para diversas finalidades, como a limpeza espiritual, o amor ou a abertura de caminhos, por exemplo. Da mesma maneira, os rituais podem ser aplicados de diversas formas: em você mesmo, em outras pessoas, na sua casa ou em seu local de trabalho e até mesmo em pessoas e locais de difícil acesso.

Defumações

As defumações talvez sejam a forma mais conhecida de uso do poder das folhas. Elas são encontradas comumente no comércio em forma de folhas secas, tabletes ou varetas de incensos.

O princípio de uso das defumações é a fumaça criada através da queima dos elementos previamente secos, formada, portanto, pelo domínio do elemento terra sobre o fogo, com predominância do fogo. Por esse motivo, as defumações têm vibração ativa, sendo sempre utilizada para movimentar as energias desejadas.

Por sua versatilidade, a fumaça das defumações é capaz de se expandir pelo ambiente e permear os espaços como um todo, limpando e energizando até mesmo os cantos de difícil acesso, as paredes e os móveis e objetos que não possam ter contato com a água dos banhos, por exemplo.

Assim como os pós, que veremos a seguir, a energia das defumações pode ser direcionada conforme o seu objetivo: de dentro para fora de um local, para expulsar as energias nocivas; ou de fora para dentro, para atrair o que se deseja.

Outra forma de direcionar sua energia é pelo sentido de aplicação das defumações: para iniciar, atrair ou movimentar, ela deve ser feita em sentido anti-horário, da direita para a esquerda; para encerrar, repelir ou banir, em sentido horário, da esquerda para a direita.

É importante lembrar que quanto mais fumaça, mais efetiva é a aplicação da defumação. Por isso, as folhas utilizadas nessas receitas precisam estar bem secas e, preferencialmente, terem sido desidratadas naturalmente pela exposição ao sol. Outra coisa: você pode usar o que sobrar das folhas preparadas como banho, secá-las ao sol e criar sua defumação.

BASTÕES XAMÂNICOS

As formas mais conhecidas de defumação são, como já vimos, a queima de folhas secas sobre carvões em brasa ou ainda os tabletes de incensos. Porém, há outra maneira que, em minha opinião, é mais completa e mais bonita: os **bastões de ervas** ou **bastões xamânicos**.

Assim como os demais tipos de banhos e defumações, os bastões xamânicos podem ser criados de diversas formas e combinações de ervas, flores e sementes - sempre frescas e sem passar pelos processos de secagem - unidos em formato cilíndrico e amarrados com cordões de seda ou algodão ou ainda cipós ou folhas de rama. Eles têm, geralmente, entre 10 e 30cm, e o que mais me encanta neles é que, além da utilização mágica da fumaça durante a queima das ervas, eles têm ainda outras funções especiais.

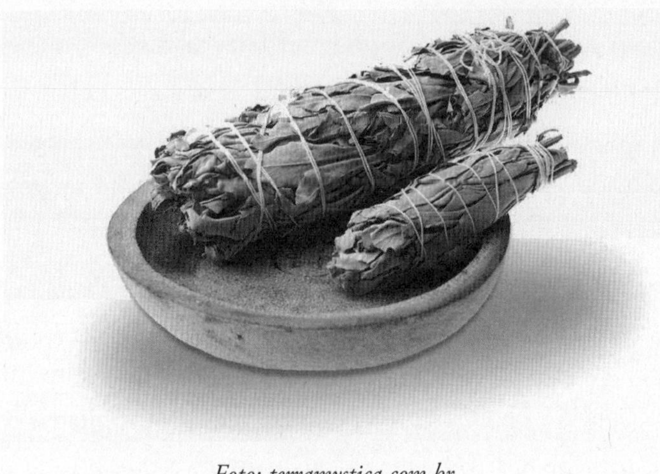

Foto: terramystica.com.br

A primeira delas é estética: você pode incluir diversos ingredientes na criação do seu bastão para deixá-lo visualmente bonito e utilizá-lo como elemento de decoração da sua casa ou do seu trabalho, como um arranjo floral. Além disso, enquanto seu bastão não secar completamente, ele pode ser pendurado nas portas ou janelas de casa, servindo para atraírem as boas energias e afastarem as negatividades.

PÓS

Os pós são outra forma de utilização das folhas secas ao sol, que para isso precisam ser trituradas e peneiradas até ficaram bem fininhas. Em alguns casos, seus ingredientes também devem ser torrados; em outros, a torra anula o poder realizador da sua receita. Seu princípio de uso é o próprio pó, sendo formado pelo domínio do elemento terra sobre o elemento ar, com predominância do ar.

A utilização dos pós pode ser feita de diversas maneiras e geralmente tem por objetivo aplicar sua magia sobre locais ou pessoas sem que elas percebam, ou ainda sobre lugares e objetos em que desejamos manter sua vibração ao longo dos dias. Para isso, eles podem ser soprados, polvilhados e também misturados em bebidas e alimentos, como temperos.

Os pós de grande poder geralmente envolvem rituais complexos para a sua preparação, pois precisam concentrar sua magia em pequenas porções e até mesmo em pitadas quase imperceptíveis. Isso, porém, não significa que pós de preparo simples tenham menos efeito – o que precisa ser observado ao final de tudo é onde ou em quem você irá aplicá-lo, já que o objetivo principal dos pós é passarem imperceptíveis a olho nu.

Banhos

Os banhos de ervas são a forma mais direta de utilização do poder das folhas. Eles são preparados para a aplicação sobre o corpo ou para lavar os locais e objetos em que se deseja aplicar sua magia.

Entretanto, como você já aprendeu, cada folha e cada ingrediente mágico têm vibrações peculiares e, no caso dos banhos, é importantíssimo observar qual é a vibração da sua receita considerando todos os elementos utilizados em sua composição. Isso porque é essa vibração quem vai determinar a forma correta de tomá-lo: da cabeça aos pés ou do pescoço para baixo.

Nossa cabeça – o *Ori* das tradições afro-brasileiras ou o *chackra coronário* das tradições orientais e esotéricas - é o ponto principal de energia do corpo, local de conexão com o sagrado e de equilíbrio físico e espiritual. Por esse motivo, banhos de vibração ativa, compostos por folhas ou ingredientes *vermelhos* ou *quentes* só devem ser tomados da cabeça aos pés se você estiver absolutamente seguro da vibração de sua receita e, especialmente, de que os ingredientes utilizados não contrariam as energias do seu Orixá.

Na utilização dos banhos mágicos, o importante é extrair o sumo das folhas, que pode ser obtido de duas maneiras: fervendo elas em água, como um chá, ou macerando os ingredientes com as mãos ou em um pilão.

Ah! No momento de tomar o seu banho de magia, seja ele fervido ou macerado, você pode adicionar água morna ou até mesmo a água do chuveiro para aquecê-lo.

FERVIDOS

Os banhos fervidos são, de maneira geral, de vibração ativa. Eles movimentam, atraem, aceleram e *esquentam* nossos objetivos.

Formados pelo domínio do elemento terra sobre o elemento água, com predominância do elemento terra, e por isso se relacionam principalmente aos Orixás masculinos como Exu, Ogum, Oxóssi, Omolu e Xangô, ou as orixás femininas com temperamento quente como Oxum, Iansã e Obá.

Sua preparação é bastante parecida com um chá: as folhas e ingredientes são colocados em água fervente por cerca de 5 a 10 minutos. Após esse tempo, desliga-se o fogo e deixam-se as folhas abafadas na água quente até que ela esfrie.

MACERADOS

Os banhos macerados, em termos gerais, são feitos com folhas frias, de vibração passiva, regidas pelos Orixás *funfun*. Eles acalmam, harmonizam e reequilibram as energias dos nossos objetivos.

Formados pelo domínio do elemento terra sobre o elemento água, com predominância da água, relacionam-se principalmente à todas as Orixás femininas e ao Orixá Oxalá, Senhor da Criação.

Sua preparação é feita pela manipulação direta dos ingredientes, que devem ser triturados com as mãos ou com um pilão, misturados em água fresca e coados, utilizando-se como banho a água resultante dessa composição. Os banhos macerados podem, comumente, serem tomados da cabeça aos pés.

OS PERIGOS DO BANHO DE SAL GROSSO

Em todas as tradições de magia - seja ela Cigana, Wicca, Magia Natural ou Africana - o sal grosso é um elemento mágico catalizador de energias positivas e negativas, servindo como um poderoso elemento para afastar e neutralizar todos os tipos de energias. Tanto é que, desde a Antiguidade, círculos de sal são usados como proteção contra demônios e espíritos malignos, assim como contra a inveja e o olho grande.

O banho de sal grosso é perigosíssimo e não deve ser tomado sem precauções! Ele drena toda a energia, seja ela qual for. Mesmo quando misturado a outros ingredientes, o sal grosso elimina todo o potencial energético de outras ervas e por isso anula o efeito positivo de qualquer poção ou receita mágica.

Além disso, como ele atua como um "faxineiro astral" de alta potência e nos deixa vulneráveis a qualquer energia que se aproxime logo após a utilização desse banho. Por esse motivo, eu nunca recomendo banhos de sal grosso às pessoas que me procuram.

Entretanto, se mesmo assim você deseja tomá-lo ou recebeu a orientação para fazê-lo, lembre-se de sempre tomar um segundo banho imediatamente após ele, muito bem preparado e fundamentado com ervas de proteção e fortalecimento de energias!

O SABÃO-DA-COSTA

Tradicionalmente, no Candomblé, a utilização dos preparados de ervas e plantas para purificar e energizar o corpo humano ou os instrumentos litúrgicos é precedida por um banho higiênico no qual lava-se o corpo normalmente e, salvo orientação contrária, enxagua-se com água limpa. A diferença destes para os banhos comuns do dia-a-dia, entretanto, está no fato de que a magia começa exatamente nesse momento.

Em primeiro lugar, pelo uso da água pura como forma real e simbólica de limpeza e purificação do objeto-ritual em questão. Elemento gerador da vida, a água tem caráter sagrado dentro das religiões de matriz africana, estando presente em praticamente todos os rituais. Não é à toa que, com ela, lavam-se os animais antes do sacrifício, molham-se as cabeças dos iniciados como sinal de bênção e enchem-se as talhas e quartinhas que são mantidas sempre aos pés dos assentamentos dos Orixás – suas representações materiais –, numa clara referência ao corpo humano, sua composição orgânica e sua (re)aproximação com o sagrado.

Em segundo lugar, pela substituição do sabonete comum pelo *Sabão-da-Costa*, um sabão pastoso, de cor escura, comercializado em todos os grandes mercados da costa atlântica da África (daí o seu nome, "*da-Costa*"). Importado pelo Brasil desde 1620, seus principais produtores à época eram Gana, Camarões, Nigéria, Togo e o antigo Daomé – atual República do Benin. O *Sabão-da-Costa* era trazido da África nos porões dos navios negreiros, algumas vezes por escravos, mas em sua maioria por seus algozes e traficantes, que viam na comercialização do *Sabão* outra forma de produzir riqueza.

Ainda assim, foi somente a partir dos anos 70, no Rio de Janeiro, que o *Sabão-da-Costa* se popularizou. Devido ao reconhecimento de suas propriedades medicinais e mágicas, sua demanda e consequente oferta nas lojas de artigos religiosos se fez perceber de forma mais intensa – o que, desde então, colaborou para sua importação massiva e legalizada.

Preparado à base de gordura animal, o *Sabão-da-Costa* é energeticamente formado pela união dos quatro elementos da natureza - *terra, fogo, água e ar* – e tem diferentes formas de preparo e aplicação. Dependendo da receita mágica ou terapêutica em que seu uso é recomendado, ele pode ser misturado a ervas frescas ou secas, especiarias diversas, óleos e azeites, minerais e uma infinidade de outros ingredientes.

De maneira geral, o preparo dos rituais com o uso do *Sabão* se dá como nos demais casos: escolhem-se os ingredientes corretos, o dia da semana, a hora planetária e a fase da lua propícia e então, com o uso das mãos ou de um pilão, mistura-se tudo de forma homogênea à pasta-base. Assim como nas defumações, nos banhos e nos pós feitos com as plantas sagradas, suas magias devem observar as regras de combinação e equilíbrio energético de seus ingredientes.

Além disso, é importante lembrar que, da mesma maneira, os poderes do *Sabão-da-Costa* também precisam ser *ativados* através dos encantamentos corretos para que seus efeitos mágicos atinjam os objetivos desejados, conforme veremos nos próximos capítulos.

WAJI: O ANIL AFRICANO

Dentre os diversos ingredientes utilizados nas receitas do Candomblé, os chamados *pós de axé* talvez sejam os de maior destaque. *Efun*, *Osun* e *Waji* são seus nomes e cada um deles tem utilizações e significados amplos, sendo indispensáveis em praticamente todos os rituais de limpeza e fortalecimento espiritual.

Esses *pós de axé* também representam uma forma de proteção contra as forças maléficas das três principais *Ìyá Mi Àjé* - as feiticeiras ancestrais -, impedindo-as que pousem suas energias sobre as pessoas, influenciando negativamente seus caminhos. A combinação desses elementos também tem como objetivo vincular todo o axé - a força espiritual - transmitido ao noviço durante os ritos da iniciação.

De todos eles, o *Waji* talvez seja o mais conhecido e difundido fora dos terreiros, sendo amplamente recomendado para a limpeza energética das casas, empresas e de pessoas. O *Waji* é um tipo de pó azul, chamado pelo *povo de santo* de *índigo*, resultante da mistura de minerais cuja composição é o sódio, o alumínio e o silicato. Símbolo da idealização e transformação, ele representa a noite e o movimento, a saída da estagnação, e tem o objetivo de proteger contra todos os males espirituais, materiais e psíquicos.

Hoje em dia já é possível encontrar facilmente o *Waji* africano em lojas especializadas; porém, até alguns anos atrás, esse ingrediente era comumente substituído pelo anil em pó e por isso podemos considerá-lo como sendo o "*anil africano*". Os rituais de limpeza com *Waji* ou Anil trazem luz à escuridão espiritual, afastando os espíritos de baixa vibração e dispersando eventuais energias negativas que, com o tempo, se acumulam por todos os cantos dos ambientes, deixando-os com energia ruim e pesada.

Em nossos momentos de depressão, de tristezas, habitando em lugares de conflito constante, viramos alvo desses espíritos desencarnados com mais facilidade. Eles se fixam nos batentes das portas, nas costas e à altura do pescoço (trazendo a sensação de "peso" às pessoas) e nos locais gelados e úmidos como os banheiros e almoxarifados, por exemplo, especialmente naqueles famosos quartinhos no fundo da casa entulhados de coisas velhas sem serventia alguma para os viventes dessa casa.

Além disso, os rituais de limpeza espiritual com o *Waji*, além de servirem como uma defesa poderosa contra as negatividades astrais, também despertam a coragem e a força de vontade nas pessoas, trazendo paz e harmonia em seus caminhos para que sejam capazes de buscar seus maiores objetivos com a cabeça e o coração tranquilos e focados na vitória. E mais: estudos comprovam a eficiência medicinal do anil e de suas propriedades antioxidantes e anti-inflamatórias, que podem vir a ser úteis no tratamento de doenças intestinais, como a colite ulcerativa e a Doença de Crohn.

Nos próximos capítulos, quando falarmos sobre as receitas mágicas para você realizar em casa, eu vou te ensinar um famoso, poderoso e eficaz ritual de limpeza energética: o *Ritual Azul*.

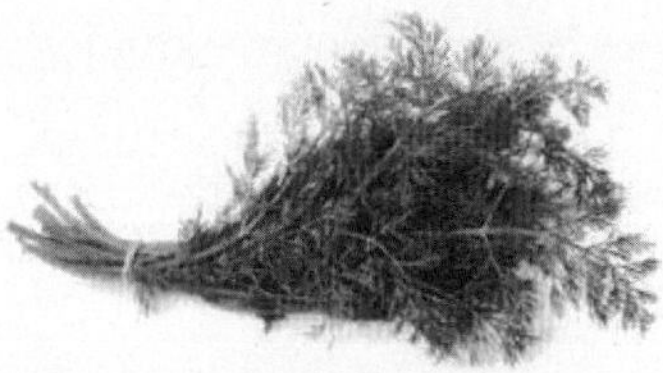

Muitos Nomes, Muitos Poderes

Além de espaço de prática da religião dos Orixás, os *terreiros* de Candomblé são espaços de preservação da memória ancestral de seus participantes, que reproduz a estrutura familiar africana nos seus aspectos mais íntimos, *"baseada no parentesco mítico, no princípio de senioridade e na iniciação religiosa"* (Barros, 2011:13). Essa "realidade paralela" cria em seus integrantes uma identidade religiosa diferenciada, carregada de simbolismos originários dos negros africanos que vivenciaram a condição escrava e resistiram através da adaptação ao meio a fim de encontrarem elementos locais que lhes garantissem a manutenção de sua dignidade.

Talvez o mais simbólico dentre esses aspectos seja a linguagem. Os rituais, rezas e cânticos da religião dos Orixás são, até os dias atuais, realizados numa forma antiga de *ioru-*

ba, litúrgico, quase dialético. Os integrantes do Candomblé conhecem as palavras e seu sentido contextualizado, mas nem sempre sabem sua tradução literal e, menos ainda, sabem empregá-las em novas formações textuais. Ainda assim, esse mesmo idioma serve para nomear seus integrantes, que são rebatizados durante a iniciação, bem como para designar objetos, situações, emoções e, como não poderia deixar de ser, para identificar as espécies vegetais utilizadas em suas poções, banhos, defumações e rituais.

Na utilização mágica dos vegetais a nomeação em iorubá em detrimento da utilização do nome científico ou do nome popular das espécies, porém, tem um significado muito maior que a mera preservação da memória e tradição religiosa. Eles carregam simbolismos e significados mais profundos que, citando Lévi-Strauss (1970 apud Barros, 2011:9) *"fazem parte integrante de sistemas tratados por nós como códigos: meios de fixar significações, transpondo-as para termos de outras significações"*. Isso significa dizer que os nomes iorubas servem não apenas para identificar as folhas, mas também para definir outros aspectos como sua função, sua classificação mágica e seus poderes de cura.

> *"O nome litúrgico [das plantas], além de conter as informações relacionadas à sua utilização, constitui um elemento esclarecedor do sistema cognitivo, pois pode informar os aspectos singulares que envolvem o seu emprego, e dizem respeito ao poder da palavra*

> *como dinamizadora de axé.* ***Algumas plantas possuem múltiplas denominações, cada uma delas relacionada a um determinado tipo de utilidade.*** *Chamar a planta pelo nome adequado significa, portanto, garantir o propósito a que se destina.*
>
> *[...]*
>
> *Um outro caso é o de várias plantas, isto é, espécies diferentes, receberem uma única denominação litúrgica [pois cumprem a mesma função] [...]" (BARROS, 2011:57, grifos meus).*

A explicação de Barros deixa bastante clara a função maior na utilização dos nomes iorubas das plantas a fim de lhes reafirmar o objetivo mágico desejado e, mais uma vez, explicita que o sistema de classificação dessas espécies é subjetivo, porém bastante funcional. Esse sistema de classificação pela função mágico-medicinal a propósito, se assemelha ao conceito de classificação por *família botânica* do sistema taxonômico tradicional.

No próximo capítulo veremos alguns exemplos para entender melhor essa questão e aprenderemos como utilizar o nome popular das plantas em nossos encantamentos, carregando-os com o ***axé*** necessário para o cumprimento dos objetivos mágicos de nossos banhos e defumações. Os exemplos a seguir foram traduzidos por mim do livro ***Ewé***, de Pierre Verger (1995:23) para ilustrar a multiplicidade de nomes e funções.

VÁRIAS PLANTAS, UM SÓ NOME

1. ***Amùjé*** (Estanca-Sangue) é chamada ***Amùjè Nlá*** (Estanca-Sangue Grande) no caso da *Harungana madagascariensis,* Rhizophoraceae (Pau-Sangue), e ***Amùjè Wéwé*** (Estanca-Sangue Pequena) no caso da *Byrsocarpus coccineus* (Pau-Sangue Miúdo) e da *Cnestis longiflora,* ambas da família Connaraceae, têm efeitos coagulantes.

2. ***Bùjé*** é o nome dado às plantas que são utilizadas nos preparados para tatuagens e tinturas para os cabelos, classificadas como *Morelia senegalensis,* Rubiaceae (Mogno Africano)*; Rothamania whiffieldii,* Rubiaceae*; Rothmania longiflora,* Rubiaceae (Randia Africana)*; Keetia leucantha,* Rubiaceae*; e Sorindeia warneckei,* Anacardiaceae.

3. ***Dágunró*** (Para-Guerra) é o nome dado às plantas espinhosas pertencentes a três famílias diferentes: ***dágunró gogoro*** para a *Acanthospermum hispidunh,* Compositae (Carrapicho-Rasteiro); ***dágunró kékeré*** para a *Alternanthera Pungens,* Amaranthaceae (Erva-de-Pinto ou Periquitinho); e ***dágunró nlá*** para a *Tribulus terrestris,* Zygophyllaceae (Cabeça-de-Gato ou Espinho-do-Diabo).

VÁRIOS NOMES, UMA SÓ PLANTA

A *Flabellaria paniculata*, da família Malpighiaceae, tem três nomes:

1. ***Àjídèrè***, despertar-garante-fortuna, usada para obter honras e glórias, ***àwúre olá níní***, através do encantamento "***ewè àjídèrè di ire gbogbo wá***", "folha de despertar-garante-fortuna, traga boas coisas para mim";

2. ***Àpònkólo***, usada em fórmulas para obter virilidade, ***aremo***, com o encantamento "***àpònkólo kó omo wáyé***", "***àpònkólo*** reúna as crianças para que elas possam vir ao mundo";

3. ***Lagbólagbó***, usada em rituais de boa sorte, ***àwúre oríire***, com o encantamento "***lagbólagbó*** abra os caminhos da boa sorte para mim".

A *Ipomoea hederifolia,* Convolvulaceae (Campainha, Corriola, Bons-dias), tem dois nomes diferentes para a mesma finalidade:

1. ***Etí ológbò***, orelha-de-gato, em função de seu formato, é usada tanto para conseguir dinheiro, ***àwúre owó***, com o encantamento "***etí ológbò l'ó***

ní é máa gb'ówó wá", "orelha-de-gato disse que você me daria dinheiro". Ela pode ser utilizada para proteção contra a morte, ***ìdáàbòbò l'ówó ikú***, com o encantamento "***etí ológbò l'ó ní k'ó gbó***", "orelha-de-gato disse que você deve envelhecer (não morrer)"; ou pode significar ser amado pelas pessoas, ***àwúre ìféràn ènìyàn*** com o encantamento "***etí ológbò l'ó ní gbogbo yín féràn mí***", "orelha-de-gato disse que todos devem me amar";

2. ***Kawó kawó***, contar-dinheiro, é utilizada em duas receitas para conseguir dinheiro, ***àwúre owó***, com o encantamento: "***kawó kawó ò ní jí kí ó má kawó***", "contar-dinheiro disse que eu realmente contarei dinheiro"; e "***kawó kawó kìí k'ó má kawó***", "contar-dinheiro não acorda sem contar dinheiro".

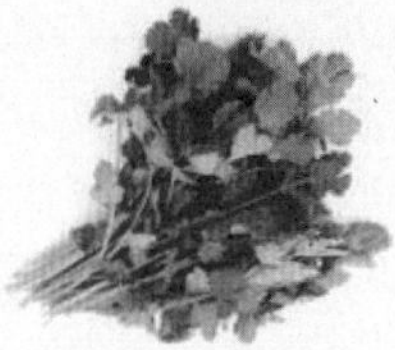

Orin Ewé
Cantando para Encantar

Nas religiões de matriz africana acredita-se que todo elemento natural, todo ingrediente utilizado nos rituais, toda folha e todo ser vivo carrega dentro de si uma parcela do Sagrado, uma força transformadora dentro de si. Essa força, chamada ***axé***, é o que movimenta a vida e o Universo, é o que potencializa nossos propósitos e faz com que nossos desejos se tornem realidade, manifestando no mundo físico aquilo que imprimimos através da fé no mundo espiritual.

Essa força, porém, encontra-se *adormecida* em cada um desses elementos em seu estado natural. Dessa maneira, é preciso *despertá-la*, transformando o que antes era puramente físico em objeto sagrado – ou, melhor dizendo, sacralizado – através da pronúncia de palavras mágicas impregnadas de poder e de vontade.

Pierre Verger, em seu livro Ewé - um dos maiores estudos sobre o uso das plantas nas religiões africanas -, ao referir-se à importância da *palavra dita*, afirma que *"[enquanto a fala] é considerada veículo transmissor de axé, seu poder torna-se ineficaz em um contexto escrito. As palavras, para terem valor mágico, devem obrigatoriamente ser pronunciada"* (Verger, 1995:30, *tradução minha*). Essa questão também pode ser verificada ao observarmos os ***itans*** sobre a criação da vida, nas palavras de Mãe Stella de Oxóssi, iyalorixá do Ilê Axé Opô Afonjá (Salvador, BA): *"[...] o homem, que foi moldado com barro por Oxalá, só ganhou vida após receber, no ouvido, o sopro divino [as palavras] de Olorun."* (OXÓSSI, 2013:31).

Essas palavras mágicas são a manifestação em *palavras ditas* sobre os desejos e intenções do ritual que se realiza, como se fossem verdadeiros mantras, e como o Candomblé é por excelência uma religião festiva, a melhor forma de pronunciá-las é através do canto. Com isso, ***Orin Ewé*** é a expressão no idioma *iorubá* para definir os cânticos sagrados dedicados a despertar o poder das folhas.

Os ***Orin Ewé*** são, pois, poemas musicados, encantamentos sagrados que louvam, caracterizam, qualificam e evidenciam os poderes e os atributos das folhas que se utilizam – ainda que, muitas vezes, a simples pronúncia do nome mágico de uma folha possa *acordá-la*, tamanha é a importância da *fala* na transmissão e realização do ***axé***.

Em 2014, Mãe Stella lançou uma das obras mais belas e completas acerca dos cânticos sagrados que despertam esse poder nos rituais do Candomblé, intitulado *"O Que as Folhas Cantam (Para Quem Canta Folha)"*, do qual transcrevo alguns exemplos:

Ipesãn (*Bilreiro*)

Ìpesãn ewé ãra
Ewé ta lóke wa àgbéso
Ipesãn, folha do trovão,

Folha que ilumina do alto,
proteja-nos, erga-nos, levante-nos!

Ewé-idà-orísa (*Espada-de-São-Jorge*)

Bè le bé ni t'òbé o
Akán kãn òkùn okùn bè le bé

Suplicamos às espadas que sejamos como elas,
bastante poderosas.
Para que, rapidamente, cortemos o mal e as armadilhas; por isso suplicamos seu poder!

Apákò (*Bambu*)

Pé le bé ni tó bè
Apákò màko okun pé le bé

Folha que dá vida longa,
que é firme e escapa das tempestades.

Suplicamos ao Bambu, folha da vida longa,
que nos torne fortes e vigorosos.

Observe com atenção a forma em *iorubá* e a tradução de cada um dos exemplos: você percebe que nem sempre o nome da folha está explícito, mas sua função (trovão/força, faca/corte, espada/defesa, vida longa/vigor, etc.) sempre faz parte da composição? Além disso, no segundo e no terceiro exemplo, veja como a mudança de uma letra ou sílaba modifica todo o significado das cantigas.

O idioma ioruba é uma língua fonética, baseada na expressão e entonação vocálica de suas palavras (diferente do português, que se baseia na forma de grafia). Essa *liberdade poética* é fundamental e muito utilizada para a criação dos poemas sagrados que acordam as folhas.

Além disso, os encantamentos são compostos para serem *cantados*, literalmente. A melodia e a repetição de suas estrofes ao serem pronunciados são tão importantes quanto suas palavras. Guarde isso na sua memória e vem comigo, que eu vou te explicar o porquê!

CRIANDO O SEU ENCANTAMENTO PESSOAL

Uma questão importante a observar é que o ioruba é o *idioma litúrgico* usado no Candomblé e que, assim como ele é parte da *tradição religiosa*, ele também é parte de uma *tradição étnica e cultural*, servindo como *elemento identitário e de resistência* do povo negro. Pela convivência nos *terreiros*, seus iniciados acabam criando uma relação afetiva com o uso desse idioma em suas práticas mesmo quando elas não são exigidas, misturando o ioruba com o português no seu dia-a-dia.

Entretanto, se você não tem familiaridade com o *iorubá*, fique tranquila. Você não precisa aprendê-lo para recitar os ***orin ewé*** comumente conhecidos no Candomblé – ao contrário, você pode criar os seus próprios encantamentos *em português*!

As regras básicas para a composição dos encantamentos com o objetivo de *despertar o poder das folhas* são bem simples. Olha só:

- Verbo, palavra ou sílaba de ativação;
- Descrição do objetivo desejado;
- Rima e cadência musical;
- Repetição do verbo de ativação;
- Repetição do encantamento completo;
- Flexibilidade da pronúncia.

O verbo de ativação é a forma de conexão entre o nome dos ingredientes – sejam eles seu nome popular, científico ou mágico - e seu propósito para o ritual em questão, um trocadilho, servindo muitas vezes como elemento de rima. Sobre isso, Pierre Verger (1995:31-33, *tradução minha*) explica que:

> *"[ele] é, geralmente, o mesmo para todas as folhas utilizadas, uma mesma sílaba encontrada em seus nomes [...] ou a mesma sílaba acentuada de forma*

> *diferente [...] o elemento de conexão entre o nome das folhas e a ação desejada em sua invocação nem sempre se limita ao verbo ou palavra, podendo aparecer também em uma frase.".*

Verger ainda explica que certas folhas, algumas vezes, são adicionadas às receitas unicamente pelo seu nome, que favorece a composição dos encantamentos pela forma como é pronunciado e complementa, por si, a maneira como se expressa o objetivo desejado – mais uma vez ressaltando a importância da *palavra dita*. Com isso, ele também nos ensina que o motivo da combinação de alguns ingredientes (algumas vezes contraditórios) só se torna claro no momento em que seus encantamentos são pronunciados e que, justamente por isso, devemos sempre considerar os rituais em sua totalidade.

Além do mais, como já vimos, os encantamentos não devem ser puramente *ditos*, porém *cantados*. Por esse motivo, junto ao verbo de ativação, a rima e a cadência musical tornam-se elementos fundamentais, assim como a repetição das estrofes compostas como forma de reafirmar suas intenções. A propósito, quanto mais simples for de pronunciá-las, mais facilmente o seu encantamento será aplicado de forma natural e, com isso, fortalecido pela sua concentração e fé.

Isso tudo parece complicado, mas não é! No *volume 3 da Trilogia* eu ensino em mais detalhes como as palavras manipulam as energias; por enquanto, veja um exemplo que você provavelmente conhece, mas nunca percebeu seu poder:

Alecrim, alecrim dourado
Que nasceu no campo,
Sem ser semeado.

Parece engraçado que uma cantiga infantil possa ter poder mágico, mas é verdade! O alecrim é uma das folhas mais versáteis em seu uso, servindo como *erva coringa*, e nesse encantamento pedimos que ele nos valha para criar oportunidades mesmo onde não é possível enxergá-las – nascendo sem ser semeado. Outro exemplo:

O Cravo brigou com a Rosa,
Debaixo de uma sacada,
O Cravo saiu ferido
E a Rosa, despedaçada.

Parece triste, né? Porém o cravo, a canela e as pétalas de rosas são ingredientes poderosos para banhos de amor e de reconciliação com o bem amado. E, como a principal regra é a *flexibilidade e o seu dom pessoal,* você pode mudar as frases e cria-las de maneira a fortalecer o seu objetivo nas palavras e frases que utilizar.

IORUBÁ: O IDIOMA SAGRADO DOS ORIXÁS

Como acabamos de ver, existem algumas regras básicas para a composição dos encantamentos capazes de despertar o poder sagrado das folhas e, seguindo essas regras, você pode compor os seus encantamentos no idioma que preferir. Ainda assim, o ***iorubá*** é o idioma de origem do culto aos Orixás e por anos e anos ele vem sendo utilizado dentro dos terreiros durante seus rituais e celebrações.

Por isso, uma vez que você se sinta à vontade na criação dos seus encantamentos, é perfeitamente possível unir os dois idiomas em lindas cantigas que certamente despertarão e fortalecerão a magia das suas intenções. Mais ainda, se você tem conhecimento sobre a gramática do idioma africano, pode se aventurar na criação de encantamentos em ***iorubá***.

Para te ajudar nessa tarefa, baseado no livro de Mãe Stella de Oxóssi (2014), eu elenco a seguir algumas palavras-chave e seus respectivos significados. Observe com atenção como um acento ou uma única letra modificam completamente o sentido das palavras!

A / Awa	Nós
Abà	Abundância
Àbá	Esperança
Àbádà	Mudanças de vida
Ãbò	Proteção, defesa
Afé̲	Prazer, deleite
Afé̲ré	Ser cordial com prazer
Àgbá	Maturidade, adulto
Àgbéso	Aquilo que é protegido, exaltado
Agidi	Pessoa obstinada
Ahó̲n-iná	Labareda
Aijìna	Sem tempestade nem castigo

Àiká	Inumerável
Aikùn	Pessoa que não reclama ou resmunga
Aire̱	Sem desgaste
Àitè̱	Retidão
Akán	Ligeireza, rapidez
Àko̱tan	Perfeitamente construído / criado
Akú	Morto
Alá / Oni	Aquele que possui e que é dono
Àlá	Sonho, visão
Alãbo	Protetor, guardião
Aló	Chama de fogo
Amã	Sempre, hábito, costume
Àmala	Deslumbrante
Anú	Piedade, compaixão
Ará / Egbé	Comunidade, grupo social
Ãra	Trovão, trovoada, estrondo
Àrira	Tão rápido quanto perfeito
Aro	Tristezas
Ãrò	Fogueira
Àroyé	Debate, discussão
Arù	Bagagem carregada
Arúfin	Prisioneiro
Ãsà	Celebração, homenagem
Asà	Escudo, defesa
Asò̱	Disputa, discussão
Àse̱	Energia, força, poder
Awá	Busca

Ãwè̱ Jejum

Awo Mistério, segredo

Àwúre Feitiço para obter boa sorte

Ayaya Boa disposição

Ayò̱ Alegria, prazer, exaltação

Ba Esconder

Bá Encontrar

Baba Pai, mestre

Bágbe Morar junto

Bãrá Suplicar

Bárò Pedir conselhos, aconselhar

Bárù Ajudar alguém a carregar seu fardo

Batì Apoiar-se em alguém

Bé̱ Escapar

Bè Pedir, suplicar

Bí Nascer, gerar

Bò Cheio ou repleto de folhagens

Bò Cobrir, esconder

Bo̱ Idolatrar, adorar

Bó̱ Alimentar, nutrir

Bori Superar

Burú Mau, doente

Dá Criar, ficar sozinho, silencioso

Dà Transformar

Dáni Vencer uma luta ou disputa

Dárà Fazer o bem, realizar proezas

Dè Unir, combinar

Di	Transformar, tornar-se, encantar
Domi	Tornar-se aguado
Dùn	Doce, amável
Ejì	Chuva
Ejìgbò	Chuva que traz prosperidade
Èlé	Excesso, usura
Èni	Hoje, cortesia
Èpe	Maldição, praga
Ero	Pensamento, ideia, plano, projeto
Eru èjé	Ser escravo de um juramento
Ète	Intenção, propósito
Etutu	Gratificação, presente, oferenda
Ewé	Folha
Èwe	Jovem, juventude
Èbè	Súplica
Ebo	Sacrifício, oferta
Èjè	Sangue
Èjé	Juramento
Ejó	Problemas, confusões
Ekò	Coragem, ânimo
Èkùn	Abundância e plenitude
Èlú	Mistura, modificação
Èmí	Vida, respiração, espírito bom
Ero	Calma
Erú	Escravo
Èsan	Revanche, vingança
Eti	Dificuldade de decisão

Èwe Mais uma vez, novamente

Farabalè Ser modesto, sóbrio, humilde

Fe Surpreender

Fé Desejar

Fèrè Com prazer

Fi Ser instável

Fitì Colocar ponto final, encerrar

Fon Desencarnados, mortos

Fún Sob os cuidados de

Furu Silenciosa e rapidamente

Gbá Limpar

Gbédè Ouvir e compreender a língua falada

Gbéje Ficar quieto

Gbésè Ir à frente, tomar a liderança

Gbèse Incorrer em erro, errar

Gbó Envelhecer, amadurecer

Gbogbo Todas / todos

Gbò Prosperar

Gún Excitação

Ibárò Aconselhar, pedir conselho

Ibi Mal

Ibó Alimento

Ibólówó Fuga, libertação, liberdade

Ifà Boa sorte, vantagem

Ìfé Amor

Igbe Choro

Ìjì Tempestade

Ìkú	Morte
Ilà	Família, marca tribal
Ilé	Casa
Ìló	Partida, ir embora
Ìmí	Resistência
Ìna	Punição, castigo
Ire	Bondade, benevolência, bênção
Iran	Descendência
Iso	Amarração
Ìs̱à	Aguaceiro
Ìs̱é̱	Cansaço
Ìwa	Comportamento
Ìyá	Mãe
Iye	Importância, valor
Iyìn	Apreço, honra
Já	Criar problemas, fechar caminhos
Je̱	Ganhar
Jé̱je̱	Prometer, jurar
Jère	Ganhar, receber recompensa
Jó̱	Pedir perdão
Jòwó	Permitir
Ká	Colher frutos
Káfi	Entregar-se completamente a alguém
Kan	Doloso, danoso, amargo
Kán	Quebrar, partir, dividir
Ké̱	Favorecer
Ké̱	Ter calma

Ki	Importância, valor
Kíyán	Rapidamente
Kó	Roubar
Kòlófín	Pessoa fora da lei, marginal
Kóro	De forma inteira, completamente
Kòsòro	Fácil, possível, realizável
Kó	Aprender, adquirir, ensinar
Kò	Recusar
Kómóra	Segurar junto a si
Kun	Estar cheio, pleno
Là	Estar alvo, limpo
Lakó	Ensinar a ser purificado
Lawó	Generoso
Lãyè	Vivo
Le	Apto, poderoso, forte
Lé	Seguir em frente
Lépè	Que tem o poder de invocar o mal
Lera	Saudável, forte
Lè	Preguiçoso
Lò	Chorar por coisas perdidas
Loju	Aquele que tudo vê
Lórò	Ser rico e saudável
Ma	Muito
Mã	Eu pretendo, eu vou
Mãko	Tornar-se forte
Mèrò	Cautelosa e sagaz
Mi	Agitar, sacudir, movimentar

Mó	Sumir, desaparecer
Mòwé	Ser inteligente
Na	Em primeiro lugar
Nípa	Potente, poderoso, capaz
Nú	Preencher
Ogun	Guerra, luta, desafio
Ògùn	Charme
Òjò	Chuva
Òkúlè	Terra improdutiva
Òkún	Escuridão, mal
Okun	Habilidade, vigor
Omi	Água, sumo
Òpa	Cajado
Orí	Cabeça
Óré	Uma longa vista
Orò	Costume, ritual
Òru	Calor, energia
Osó	Feiticeiro
Òwerè	Luta
Owó	Dinheiro
Òye	Compreensão e sabedoria
Oyin	Mel
Òbé	Faca, espada
Odárá	Abundante, bonito, senhor da proeza
Odún	Tempo de festa, aniversário
Ofó	Encantamento, feitiço
Ògã	Mestre, guardião

Okàn	Coração, alma, espírito
Òkú	Desejar vida longa
Olá	Glória, honra, dignidade
Olomo	Aquele que chora por perder filhos
Omo	Filho
Orò	Tesouro
Osé	Ofensa
Otí	Bebida alcoólica
Pa	Apagar fogo, terminar, encerrar
Pá	Evitar brigas
Pakú	Extinguir
Paradá	Disfarçar, esconder, fingir ser
Pè	Chorar
Pé	Por longo tempo, ser duradouro
Pèlé	Compaixão por quem sente dores
Pèré	Feito para abrir totalmente
Pò	Cheio, farto, repleto
Re	Cair os cabelos, mudar de pele
Ré	Iniciação, ser cordial
Rere	Bem estar, prosperidade e saúde
Ri	Encontrar, perceber, descobrir
Rin	Andar, caminhar
Rinká	Andar sem destino
Ríran	Ser capaz de prever o futuro
Rò	Meditar
Ro	Pensamento, imaginação
Rojú	Aparência triste, mal humorado

Rorò	Austero, severo
Rolè	Calar-se
Rù	Suportar, tolerar
Sàn	Melhor, melhorar a saúde
Segùn	Preparar remédio
Sigidi	Vingança, castigo
Sínsìn	Adoração, exaltação
So	Desabrochar, ter frutos, produzir
Sopé	Ser grato
Sòro	Falar
Sùn	Dormir
Sagidi	Ser obstinado, ter força de vontade
Ségum	Conquistar, vencer, ser vitorioso
Sògo	Glorificar-se
Sòro	Difícil
Soro	Violento
Ta	Ser persistente
Tán	Chegar ao fim, terminar
Tantan	Plenamente, completamente
Tè	Venerar, respeitar
Ti	Prender com força
Tì	Encorajar
Tináràn	Colocar fogo, acender, queimar
Tìwatìwa	Com dignidade
Tó	Antes de
Tòri	Ferozmente
Tóri	Cair nas graças, ser abençoado

Tóto	Arrependimento perante os Orixás
Tò̱ju	Cuidar, tomar conta
Tú	Desamarrar, soltar
Tù	Favorecer, aliviar a dor, acalmar
Tutu	Alegremente, iluminado
Tútù	Frio, fresco, verdejante
Wá	Dividir
Wàlé̱	Tornar-se sóbrio dos efeitos do álcool
Wára	Apressado
Wàrawèré	Imediatamente
Wé	Pensar, planejar
Wère	Pessoa tola
Wè̱	Lavar, purificar
Wiwi	Conversar
Wò	Nascer do sol, clarear
Wò	Observar, ter cuidado
Wó	Desonesto
Wo̱n	Separar
Wú	Ser rabugento
Yá	Imediato, rápido
Yé	Cessar, parar
Yè	Ser impecável, perfeito
Yèyè	Mãezinha
Yé̱	Honrar
Yìn	Louvar
Yo̱	Renascimento, livrar-se do perigo
Yò̱	Ser feliz, estar feliz

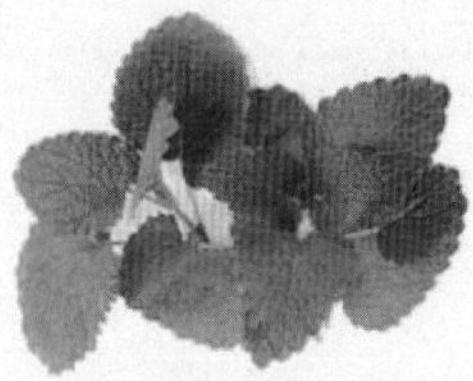

IMPARIDADE & EQUILÍBRIO MÁGICO

Como tudo o mais no Universo, o ser humano, os animais e as plantas são feitos de energia. É a quantidade e o tipo de energia acumulada em cada um de nós que vai determinar nossa capacidade de realizar as atividades do dia-a-dia, de acordar pela manhã, crescer, correr ou executar algo. Da mesma maneira, é a quantidade e o tipo de energia concentrada em um banho ou defumação que vai determinar seu poder realizador e a eficácia; entretanto, é preciso observar que tanto a falta quanto o excesso de energia são prejudiciais. Por esse motivo – *e essa é uma regra muito importante!* – a composição correta de um banho não é feita pela junção de todos os ingredientes para um mesmo fim ao mesmo tempo.

Fazer isso seria o mesmo que construir uma bomba nuclear... Aliás, você já parou para pensar por que uma bomba é tão letal?

Os elementos radioativos de uma bomba nuclear - usada para matar - são os mesmos que permitem à medicina realizar um exame de Raio X um tratamento de contra o câncer – capazes de salvar vidas. Ora, mas então não são os ingredientes dela que a fazem mortal? A resposta é *não!*

O que faz uma bomba ser letal é a quantidade de energia que ela tem acumulada dentro de si e que é descarregada de uma só vez. Por isso, lembre-se: acima de tudo, nós somos feitos do *equilíbrio de energias – e nossas receitas também devem ser assim.*

IMPARIDADE

O conceito de equilíbrio de energias é tão importante para a magia africana que até mesmo o Jogo de Búzios – o oráculo que traduz a fala dos Orixás – é baseado nele. As 16 conchas que compõe o Jogo de Búzios e os 16 Odus que elas representam relacionam-se aos quatro pontos cardeais e são divididos em dois grupos: 8 conchas fêmeas e 8 conchas macho, que se equilibram através de pares complementares.

A ordenação lógica 2-4-8-16, portanto, representa a estabilidade e a eternidade do Universo, a estagnação, a continuidade, a manutenção da realidade como ela está. Da mesma maneira, a imparidade está relacionada ao desequilíbrio, à instabilidade, ao movimento, à desordem e ao fim! Essa diferença conceitual paridade-imparidade se reflete na forma de criar e realizar os rituais mágicos: se o par representa a consolidação, o ímpar representa os momentos de transformação e mudança entre um momento-espaço de equilíbrio e outro.

Entender esses conceitos é fundamental para que você aprenda a criar os seus banhos e defumações. É a partir dele que se determina o número de ingredientes que vão compor suas receitas, por exemplo, baseado no objetivo que se deseja atingir. A propósito, os ingredientes de uma receita mágica podem ser comparados às letras de uma palavra: sozinhas elas significam pouca coisa, porém quando combinadas com outras letras da maneira correta contribuem para a formação de seu significado – que pode ser belo ou ofensivo.

Como vimos no início do livro, todos os males físicos e simbólicos que nos acontecem são considerados *doenças* - do corpo ou do espírito - e a *doença* não é o estado natural das coisas no Universo. Portanto, é papel do ritual mágico *expulsar a doença* dos nossos caminhos, *movimentar* as energias inadequadas que estão em voga para que elas *abram espaço* às energias benéficas e positivas que desejamos, e que elas, então, se estabeleçam e voltem a fazer parte do nosso corpo.

É por esse motivo que os rituais de limpeza e purificação espiritual, por exemplo, devem sempre ser compostos por um número ímpar de ingredientes. Através da imparidade as energias negativas serão postas em movimento e expulsas dos nossos caminhos.

Por sua vez, banhos e encantamentos para o amor devem sempre observar o objetivo específico que se busca: atrair um amor que ainda não existe significa afastar a solidão – portanto, criado com um número ímpar de elementos. Ao conquistá-lo, as receitas passam a utilizar um número par de ingredientes, a fim de mantê-lo e consolidá-lo. A mesma regra vale para os rituais de prosperidade e abundância: se o objetivo é atrair dinheiro, por exemplo, utilizam-se um número ímpar de ingredientes (para *movimentar* a energia atual da escassez e *afastá-la*); em sequência, quando se alcançam os objetivos desejados, as receitas devem então assumir números pares de elementos, para que se estabeleçam e continuem vibrando positivamente.

Assim também é com os banhos e rituais que buscam induzir o bem-estar, a harmonia e a paz. De forma geral, esses objetivos buscam manter o estado ideal das coisas e, portanto, devem ser preparados em números pares (e, preferencialmente, com folhas frescas e maceradas à mão ou no pilão - lembre-se das regras de preparo, hein!).

EQUILÍBRIO MÁGICO

Da mesma maneira, é a partir do entendimento desse conceito que você encontrará a maneira correta para combinar esses ingredientes e equilibrar a força mágica concentrada no seu ritual. Isso implicará, também, na decisão sobre o número de folhas do tipo *agitação* e *calma* a serem utilizadas, para não transformar sua receita em uma bomba - especialmente nas composições baseadas em números ímpares.

De que adianta um banho unicamente focado e concentrado em atrair dinheiro, por exemplo, se ele não for equilibrado com a maneira correta de utilizar esse dinheiro? Nesse caso, o correto é equilibrar sua força com folhas que atraiam dinheiro e fartura sim, e também com folhas que atraiam segurança, reconhecimento pessoal e bem-aventurança.

Outro exemplo: um banho atrativo para o amor deve contar folhas quentes, de sensualidade e ativação da libido, por exemplo. Ao mesmo tempo, ele deve também conter elementos que atraiam harmonia, compreensão e respeito. Já pensou criar uma "bomba amorosa" e o tiro sair pela culatra, fazendo você ficar grudada 24 horas por dia no seu amor? Pode contar os dias para enjoar, afinal *mel demais azeda a boca!* Bastide, um dos maiores pesquisadores e estudiosos das tradições do Candomblé, nos diz:

> *"[...] pode acontecer que a força mística seja muito forte para certos corpos; nesse caso, é preciso utilizar ervas negativas [ervas de calma, nota minha], para enfraquecer o resultado, ou reciprocamente." (Bastide, 1973 apud Barros, 2011:39)*

Isso significa que para uma receita ser considerada correta e equilibrada devemos considerar o contexto completo do nosso objetivo. Com isso, nunca se devem utilizar folhas e ingredientes que cumpram apenas seu objetivo específico.

COMO SUBSTITUIR UMA FOLHA POR OUTRA SEMELHANTE

Algumas vezes ficamos sabendo sobre uma folha nova que tem exatamente aquela propriedade especial que buscamos. Ou ainda, recebemos uma receita fantástica, testada e aprovada, mas que tem uma ou mais folhas que por mais que tentemos, não conseguimos encontrar em nenhum lugar.

E aí, o que fazer?

Bem, toda folha pode ser substituída e resinificada. Isso quer dizer que se não encontramos exatamente aquela que buscávamos, podemos trocá-la por outra semelhante a partir da avaliação detalhada de suas propriedades – sejam elas físicas ou mágicas - sem, com isso, comprometer o resultado do nosso ritual!

É como na cozinha: algumas vezes temos uma variedade imensa de temperos à disposição para criar pratos elaborados e complexos; outras vezes, sal, pimenta e um ou dois outros ingredientes são capazes de dar água na boca. Na magia duas palavras-chave são fundamentais e inseparáveis: conhecimento e flexibilidade.

Por isso, a primeira coisa a fazer nesses casos é estudar o ingrediente que está faltando. Em qual das três cores fundamentais ela se classifica? Qual é o elemento da natureza e o Orixá com que ela se relaciona? Qual a propriedade física que se busca nela (textura, cor, cheiro)? Qual é sua vibração e sua energia principal?

Ao responder essas perguntas, você terá um guia para buscar uma folha equivalente. A partir de então, começa a sua segunda pesquisa: quais folhas das que você tem à disposição possuem as mesmas características, fazem parte da mesma família ou - numa última instância - combinadas com outros ingredientes, podem cumprir a mesma função? Seguindo esse roteiro e estudando em detalhes o ingrediente que deseja substituir, você certamente encontrará uma folha substituta.

Além disso, outro aspecto de classificação das espécies vegetais surge quando o assunto é substituição: as chamadas *folhas-escravas*, as ***ewé érú*** ou ***ewé òfá***. Esse conceito aponta para o fato de que *os quatro elementos da natureza* e o agrupamento de folhas que pertencem a cada um deles, assim como os parâmetros de *vibração* e *energia*, obedecem a uma hierarquia pai-filho. Sendo cada um deles é "chefiado" por uma folha principal:

PELO ELEMENTO DA NATUREZA

- **Ewé omi** (água): **Ewé Òsíbàtá** (Lírio d'água: Nymphaea alha, Nymphaeaceae);
- **Ewé inón** (fogo): **Ewé inón** (Folha-de-Fogo: Clidemia hirta, Melastomataceae);
- **Ewé aféèfé** (ar): **Ewé aféèfé** (Periquitinho: Trema micranta, Ulmaceae);
- **Ewé ilè** ou **igbó** (terra); **Ewé Ogbó** (Orelha-de-Macaco: Periploca nigrescens, Apocynaceae).

PELA ENERGIA

- **Masculina:** ***Ogbó*** (Orelha-de-Macaco: *Periploca nigrescens*, Apocynaceae).
- **Feminina:** ***Gbòrò Ayabá*** (Salsa-Brava: *Ipomoea pes-caprae*, Convolvulaceae).

PELA VIBRAÇÃO

- **Èró** (calma): **Òdúndún** (Folha-da-Costa: Kalanchoe crenata, Crassulaceae);
- **Gun** (agitação): **Pèrègún** (Pau-d'Água: Dracaena frangrans, Liliaceae).

ALECRIM: A ERVA-CORINGA

Cada folha, flor, fruto e semente têm poderes e características mágicas específicas e combiná-las da maneira correta é o segredo para a criação de uma receita de poder. Mas... Você sabia que o Alecrim é um tipo de *erva-coringa*, podendo ser utilizada para diversas finalidades e servindo como substituta na maioria das receitas?

Com sua origem na região do Mediterrâneo, próximo às encostas marítimas, seu nome tem origem entre os romanos, que o chamavam *rosmarinus* - que em latim significa "*orvalho do mar*". Muito apreciado por suas virtudes aromáticas e medicinais, estudos comprovam que ele é capaz de combater e prevenir inúmeros problemas de saúde, além de servir como poderoso aromatizador. Diz-se, inclusive, que sozinho vale por uma farmácia medicinal e cosmética completa. Olha algumas das potencialidades medicinais do alecrim:

- Melhora a memória;
- Melhora do humor;
- Combate à enxaqueca;
- Alivia dores musculares;
- Anti-inflamatório;
- Fortalece o sistema imunológico;
- Trata problemas digestivos;
- Ajuda no crescimento do cabelo;
- Melhora a circulação;
- Auxilia em tratamentos respiratórios;
- Desintoxica o fígado;
- Agente antienvelhecimento.

Arbusto muito ramificado, sempre verde, com hastes lenhosas e pequenas folhas em formato de lanças, o Alecrim é magicamente classificado como uma planta *fêmea*, *passiva/negativa*, pertencente ao *elemento ar* e ao *Orixá Oxalá*. Justamente por isso, ele é de grande auxílio na criação de qualquer receita de magia por ser considerado uma planta-coringa.

É isso mesmo! Por possuir inúmeras funções e propriedades tanto na medicina natural quanto na magia, o Alecrim pode ser usado em praticamente todos os seus rituais: limpeza espiritual, purificação, crescimento, prosperidade, felicidade e até mesmo para o amor, escolher o Alecrim como um de seus ingredientes é garantia de boa escolha!

Para ter uma ideia, no Egito os ramos de Alecrim eram usados nos rituais de purificação e, desde os tempos antigos, acredita-se que auxilia a memória - não é à toa que os estudantes gregos tinham o hábito de, no período de exames, entrelaçarem ramos de alecrim em seus cabelos quando estudavam. Ele também era usado em casamentos, enterros, igrejas e hospitais para dar sorte, purificar o ambiente (poder antisséptico). Já no século VI, o Rei Carlos Magno decretou que o alecrim deveria ser plantado em todos os jardins do império.

Em nível emocional, o Alecrim fortalece a autoestima, dá coragem e auxilia as crianças com estrutura emocional passiva que não respondem à agressão vivida. Ele também é excelente para os casos de depressão, trabalha a noção de tempo físico, com a pressa e sensação de que não temos tempo para nada. Nesse tipo de utilização, além dos rituais de magia, também pode-se aplicar a aromaterapia, por exemplo. Entretanto, o Alecrim não é recomendável para hipertensos, pessoas epiléticas, alcoólatras e mulheres grávidas, pois o consumo de grandes quantidades do alecrim pode levar a contrações uterinas e aborto.

O Alecrim também é muito fácil de ser plantado e cultivado em casa. Basta lascar um galho e plantá-lo em solo úmido, em vasinhos com cerca de 20 cm de diâmetro até que ele se desenvolva. Quando crescer, é só transplantar a sua muda para o jardim, onde ele crescerá até quase 1 metro de altura!

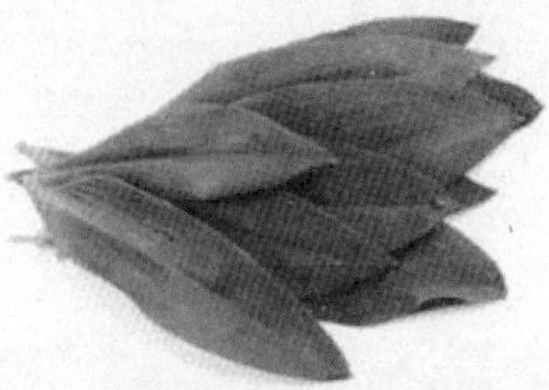

DAQUI PRA FRENTE...

Estamos chegando ao final de **O Poder das Folhas**, o primeiro passo da nossa trilogia, e eu quero agradecer o seu carinho e a sua dedicação até agora! É uma honra e uma alegria poder compartilhar esses conhecimentos com você e eu desejo que a nossa história não termine aqui.

Por isso, quero te convidar a seguir comigo nessa jornada e, para darmos o próximo passo juntos, eu preparei uma surpresa pra você: como forma de agradecimento à sua amizade e ao seu carinho, junto com o livro "*O Poder das Folhas*" você ganha de presente o acesso ao *curso online completo!*

São 12 aulas online para assistir quando e onde estiver através do computador, *tablet* ou celular, que vão te ensinar em detalhes toda a magia de **O Poder das Folhas** e como utilizá-[illegible] para criar as suas próprias receitas de poder para tratar e harmonizar esses e diversos outros conflitos energéticos como o amor, a prosperidade e a abertura de caminhos!

Para aproveitar as aulas do *curso online* é bem simples: basta acessar o site *www.opoderdasfolhas.com.br/classroom* e, caso você ainda não tenha feito o seu cadastro, utilizar o código promocional abaixo para criar seu usuário e senha de acesso.

OPDF-69D427

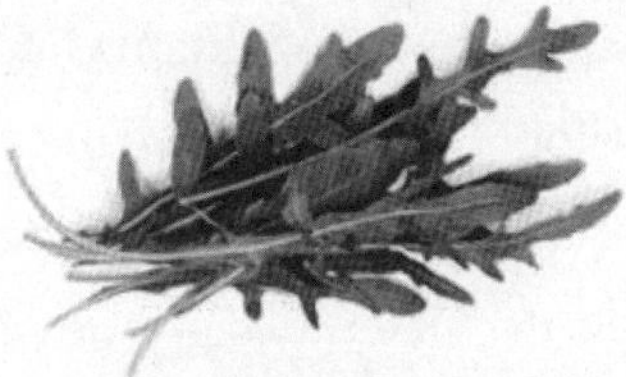

Grimório Herbal

Grimório é o nome dado aos livros de magia que reúnem ensinamentos sobre a manipulação das forças da natureza, receitas de rituais e encantamentos, segredos e mistérios de diversas tradições mágicas e espirituais pelo mundo a fora. Há alguns séculos, esses livros eram mantidos guardados a sete chaves, tamanha era a importância dos conhecimentos contidos neles.

A natureza tem centenas de milhares de espécies vegetais e seria impossível criar uma relação de absolutamente todas as espécies existentes e suas propriedades mágicas. Mais que isso, se fôssemos escrever e imprimir essa relação, acredite, você teria em mãos não apenas um, mas inúmeros volumes pesados de uma enciclopédia sem fim... E, sejamos sinceros, não é minha intenção nem pretensão encerrar a verdade de suas funções nas palavras que fazem parte dessa obra. Ainda assim, é com carinho e gratidão profunda que eu compartilho com você um pouco do que aprendi e desejo que esse conhecimento lhe seja útil como tem sido para mim em todos esses anos.

"**A Magia das Folhas: 365 Plantas & Seus Poderes**" – o *volume dois* da trilogia "*As Folhas Sagradas*" - é, justamente, uma tentativa de reunir um pouco de todo esse conhecimento em uma espécie de *dicionário mágico de plantas*. Nele, você vai encontrar um guia detalhado de plantas e ervas, seus poderes, seus aspectos mágicos, os Orixás regentes de cada uma delas e outras dicas importantes para encontrar o ingrediente ideal das suas receitas de poder.

Nele você também vai aprender mais alguns segredos e receitas poderosas, mas... Para que você já possa começar a realizar as suas magias eu selecionei algumas pelas quais eu tenho um carinho especial, separadas em cinco categorias: *limpeza espiritual, abertura de caminhos, prosperidade, harmonia e amor*.

Todas elas já estão equilibradas, prontas para serem aplicadas onde e quando você desejar. Entretanto, para que você dê o seu *toque pessoal* a elas eu propositadamente deixei de incluir uma coisinha aqui: o encantamento para *acordar* o poder de cada folha utilizada nessas receitas.

Por isso, ao realizar os seus rituais com banhos e defumações, concentre-se no seu propósito, mentalize suas melhores intenções e deixe a sua intuição fluir para compor suas palavras de poder: eu acredito no seu potencial transformador e sei que você é capaz de *cantar para encantar*!

LIMPEZA, DEFESA E DESCARREGO ESPIRITUAL

BANHO DE LIMPEZA

- Folhas de Manjericão;
- Folhas de Colônia ou Cana-do-Brejo;
- Folhas de Arruda.

Em 2 litros de água, ferva todas as folhas, abafe e deixe esfriar. Tome o banho do pescoço para baixo.

BANHO DE DEFESA

- Folhas de Vence-Tudo;
- Folhas de Comigo-Ninguém-Pode;
- Folhas de Quebra-Demanda;
- Folhas de Manjericão;
- Folhas de Hortelã;
- Ramas de Abre-Caminho;
- 01 Espada-de-São-Jorge cortada em 7 pedaços.

Em 2 litros de água, ferva todas as folhas, abafe e deixe esfriar. Lave o rosto com o preparado e tome o restante do banho do pescoço para baixo.

BANHO DE DESCARREGO

- Folhas de Guiné;
- Folhas de Cansanção ou Folha-de-Fogo;
- Folhas de Levante;
- 01 garrafa de cachaça.

Em 2 litros de água, ferva todas as folhas, abafe e deixe esfriar. Misture a garrafa de cachaça e tome do pescoço para baixo.

Atenção: esse banho só deve ser tomado em casos extremos, pois sua energia é altamente ativa e concentrada.

RITUAL AZUL: EXORCISMO CASEIRO

Cuidar de si mesma e cuidar do seu espaço pessoal e de onde você mora são atividades cheias de simbolismos: nosso lar é um reflexo de nós mesmos. Não é à toa que quando nossa casa está bem cuidada, limpa e cheirosa, com tudo no lugar, nos sentimos mais confiantes e mais vivos - algumas vezes até mais felizes. Isso é uma verdade no mundo físico e também no mundo espiritual: cuidar de si e do seu lar reflete e ecoa no astral.

Por isso, da mesma maneira que é necessário fazer a faxina e a manutenção da limpeza física do seu lar, de tempos em tempos também é importante realizar a limpeza energética de si e da sua casa, eliminando as energias negativas que vão se acumulando como poeira pelos cômodos. Essas energias, com o passar do tempo, começam a interferir no nosso dia-a-dia, alteram o seu humor, sugam a sua disposição e sua autoestima, afetam o sono das crianças e adultos, e provocam brigas e mal estar geral. O **Ritual Azul** é uma forma poderosa e muito eficaz de purificar os ambientes da sua casa e espantar as más energias. E o melhor de tudo é que você pode realizá-lo sempre que desejar! Entretanto, é importante lembrar que mulheres gestantes, crianças e pessoas com a saúde debilitada não devem realizá-lo nem estarem presentes no local no momento em que você estiver realizando ele, hein!

MATERIAL NECESSÁRIO

- Esparadrapo;
- Balde e pano de limpeza;
- 02 punhados de sal grosso;
- 01 vela azul clara;
- 01 Spray Azul para Proteção e Harmonia;
- 01 Spray Dourado da Prosperidade *(opcional)*;
- Sabão-da-Costa Africano;
- 01 Banho de Defesa Espiritual.

COMO REALIZAR O RITUAL

1. Na manhã do dia que for realizar o ritual, cubra seu umbigo (onde fica o *plexo solar*) com um pedaço de esparadrapo branco, protegendo ele das energias nocivas.
2. Faça uma faxina completa no ambiente que deseja purificar: limpe tudo, jogue fora aquilo que não tem mais utilidade ou que esteja quebrado; separe as roupas que não usa e doe-as.
3. Em seguida, misture em um balde: 2 litros de água pura e cinco colheres de sopa do **Spray Azul para Proteção e Harmonia**;

4. Antes de começar o Ritual Azul, na porta principal de entrada, coloque os dois punhados de sal grosso no chão, pelo lado de dentro - um em cada lado, na esquerda e na direita;
5. Com um pano limpo, molhe-o na mistura preparada, torça e passe em todos os cômodos da casa, dos fundos até a porta principal de entrada; caso haja mais de um andar no local, comece sempre pelo andar mais alto até o térreo.
6. Lembre-se de limpar também os móveis, vidros, objetos de louça e, especialmente os azulejos; ao terminar, reserve o balde com o que sobrou da água próximo à porta principal de entrada da sua casa;
7. Continuando o ritual, no mesmo sentido que em você realizou a limpeza com o pano - dos fundos até a porta principal -, borrife o **Spray Azul para Proteção e Harmonia**, nas paredes, nas quinas e batentes das portas e os cantos escuros atrás das pias e fogões (é neles que a energia negativa mais se concentra);
8. Ao chegar novamente na porta principal de entrada, recolha o sal grosso que ficou no chão junto com a água do balse e despeje tudo o que sobrar do ritual na rua em frente à sua casa.

PARA FINALIZAR O RITUAL...

Antes de começar, acenda uma vela azul clara e imagine a luz da vela se expandindo por todo o local purificado, iluminando e harmonizando o ambiente e as pessoas que convivem nele.

No lugar do sabonete comum, utilize o Sabão-da-Costa Africano ou sabão de coco para se ensaboar. Enxague o sabão com a água do chuveiro e, em seguida, do pescoço para baixo, tome o seu banho de defesa espiritual. Após o banho, retire o esparadrapo sobre o umbigo e jogue-o no lixo.

Caso deseje, você pode complementar a limpeza espiritual da sua casa ou comércio utilizando o **Spray Dourado da Prosperidade**.

RITUAL VERDE: QUEBRA INVEJA

Nós vivemos em sociedade e, com isso, nos relacionamos com todos os tipos de pessoas: alegres ou tristes, educadas ou grosseiras, tranquilas ou ansiosas... Além disso, o mundo moderno faz com que as disputas sejam uma constante em nossas vidas e, mesmo sem querer, estamos sujeitos às frustrações alheias e seus reflexos sobre nós.

Por isso, assim como o Ritual Azul é um excelente "faxineiro espiritual" para os espaços físicos, quando nos sentimos sugados pelas energias dos lugares ou pela influência de espíritos obsessores, o Ritual Verde é uma poderosa proteção pessoal para destruir a inveja, o quebranto e o olho grande.

MATERIAL NECESSÁRIO

- 01 prato de louça comum;
- Papel branco e lápis;
- 01 punhado grande de sal grosso;
- 01 pedaço de carvão;
- 01 vela verde escuro;
- 01 Spray Verde para Limpeza Espiritual;
- Sabão-da-Costa Africano;
- 01 Banho de Defesa Espiritual.

COMO REALIZAR O RITUAL

1. No papel branco, escreva sete vezes o seu nome completo e data de nascimento, a lápis. Coloque o papel no meio do prato de louça e, sobre ele, coloque o pedaço de carvão;
2. Ao redor do papel, sobre o prato, faça um círculo de sal grosso. Dentro dele, ao lado do papel com o seu nome, acenda a vela verde e visualize a luz da vela se expandindo e iluminando o seu corpo, entrando pelos seus chacras e expulsando a inveja e o olho grande de você. Veja os raios de luz verde crescendo por todo o local purificado, iluminando e harmonizando o ambiente e as pessoas que convivem nele.
3. Tome seu banho higiênico, substituindo o sabonete comum pelo Sabão-da-Costa Africano

ou sabão de coco. Em seguida, tome o **Banho de Defesa Espiritual** e enxugue-se;

4. Apague a vela sem assoprar e, com as mãos, quebre ela em três pedaços. Você pode balançar ela no ar, as pontas dos dedos ou um pedaço de metal para apagá-la;
5. Em um saquinho plástico ou saco de lixo, recolha os pedaços quebrados da vela, o sal grosso, o carvão e o papel com o seu nome;
6. Leve imediatamente o material recolhido no saquinho para a rua, no lixo. Nesse momento, por todo o caminho "banheiro-rua", borrife o **Spray Verde de Limpeza Espiritual**, repetindo o encantamento:

"Inveja e mau olhado,
Em mim não pegam mais!
Vão embora, vão agora!
Vão embora e me deixem em paz!"

O que sobrar do spray pode ser guardado e utilizado como perfume ou como aromatizador de ambientes. Espalhe ele pela sua casa, de dentro para fora, ou no ambiente de trabalho, para quebrar as energias negativas que lhe cercam. *Atenção: esse ritual deve ser realizado à noite, antes de dormir. O lápis e o prato de louça podem ser reutilizados normalmente no seu dia-a-dia.*

CONHEÇA A LOJA DE PERFUMARIA MÁGICA DIEGO DE OXÓSSI

Já pensou poder contar com uma linha exclusiva de produtos mágicos preparados com todo o carinho, axé e dedicação, e ainda recebe-los no conforto da sua casa?

A **Loja Online Diego de Oxóssi** *é assim!*

Nela você encontra todos os sprays e banhos indicados neste livro, além de rituais completos, velas de magia, bastões xamânicos e muito mais.

Acesse **https://loja.diegodeoxossi.com.br** *e conheça a linha exclusiva de produtos que eu preparei para você!*

ABERTURA DE CAMINHOS

BANHO DESTRANCA-TUDO

- Folhas de Manjericão;
- Ramas de Abre-Caminhos;
- Folhas de Louro;
- Pó de pemba vermelha;
- Pó de pemba branca;
- Água de rio ou cachoeira;
- Mel ou Melaço de Cana.

Em 2 litros de água, ferva todas as folhas, abafe e deixe esfriar. Acrescente os pós de pemba, a água de rio e o mel. Lave bem o rosto, as mãos e os pés e então tome o banho do pescoço para baixo. Essa receita também pode ser utilizada para lavar o chão da sua casa ou do seu ambiente de trabalho.

DEFUMAÇÃO ABRE-CRUZEIROS

- ❖ Folhas secas de Betis-Cheiroso;
- ❖ Folhas secas de Abre-Caminhos;
- ❖ Folhas secas de Alecrim;
- ❖ Um punhado de milho de galinha;
- ❖ Um punhado de sementes de girassol.

Polvilhe os ingredientes bem misturados sobre o carvão em brasa e passe a defumação da rua para dentro de casa, pedindo abertura e vitórias nos seus caminhos.

SABÃO MÁGICO PARA O PROGRESSO E VITÓRIA

- ❖ 01 Obi africano, seco e ralado;
- ❖ 01 Orobô africano ralado;
- ❖ 01 Fava de Aridã ralada;
- ❖ 01 Noz-Moscada ralada;
- ❖ Dandá-da-Costa em pó;
- ❖ Folhas de Sândalo em pó;
- ❖ Folhas de Sálvia em pó;
- ❖ Mel ou Melaço de Cana;
- ❖ Sabão-da-Costa africano.

Misture todos os ingredientes até formar uma pasta homogênea, que deverá ser mantida longe do calor, num prato ou tigela de barro, e então deixada no sereno por três dias e três noites de Lua Cheia. Após, tome banho utilizando a mistura como sabonete, três vezes na semana, antes do sol nascer.

PROSPERIDADE

DEFUMAÇÃO CIGANA DA RIQUEZA

- Gengibre em pó;
- 01 punhado de sementes de girassol;
- 01 punhado de Ervilhas;
- 01 punhado de Erva Doce;
- 05 moedas douradas.

Polvilhe os ingredientes bem misturados sobre o carvão em brasa e passe a defumação da rua para dentro de casa, pedindo o crescimento financeiro, a riqueza e a prosperidade nos seus caminhos. Após esfriar, sopre as cinzas e o que sobrar da defumação em uma praça bem movimentada.

PÓ CHAMA-DINHEIRO

- 01 Dandá-da-Costa ralado;
- 01 Noz-Moscada ralada;
- 01 colher de chá de Gengibre em pó;
- 08 Anis-Estrelados inteiros;

- 08 pauzinhos de Canela;
- 08 Cravos-da-Índia com cabeça;
- 08 grãos de Café ou Pimenta-da-Costa.

No forno do fogão, torre o Anis, a Canela, os Cravos-da-Índia e os grãos de Café; deixe esfriar e passe tudo num moedor ou triturador. Misture com o Gengibre em pó, o Dandá-da-Costa e a Noz-Moscada.

Esse pó deve ser preparado em noites de Lua Crescente ou Cheia, guardado em um pote de vidro ou em um saquinho de veludo vermelho ou dourado, e mantido ao abrigo da luz e dos olhos curiosos.

Banho para Brilho e Reconhecimento

- Folhas de Brilhantina ou Baronesa;
- 05 Anis-Estrelados inteiros;
- 05 punhadinhos de Cravo-da-Índia;
- 01 Noz-Moscada ralada;
- 01 flor de Girassol inteira;
- Sabão-da-Costa africano.
- Seu perfume predileto (de preferência, do frasco que você já esteja usando).

Em 2 litros de água, ferva todas as folhas e sementes (inclusive a flor inteira), abafe e deixe esfriar. Acrescente 03 litros de água fresca e cinco borrifadas do seu perfume. Coe tudo e separe a flor. Na hora do banho, utilize a flor como uma bucha, substituindo o sabonete comum pelo Sabão-da-

Costa. Para enxaguar a espuma, utilize o banho já coado e morno – não tire a espuma com a água normal do chuveiro!

HARMONIA E BEM-AVENTURANÇA

BANHO PARA ACALMAR CRIANÇAS

- 05 Rosas Brancas (só as pétalas);
- Folhas de Algodoeiro;
- Folhas de Boldo;
- Água de Flor-de-Laranjeira;
- Mel.

Macere as folhas e pétalas com as mãos, misturando suavemente com a Água de Flor-de-Laranjeira. Coe bem e adicione o mel. Utilizado como banho, da cabeça aos pés, ou misturado na bebida de crianças muito agitadas e ansiosas.

BANHO PARA TRATAR INSÔNIA

- Folhas de Lavanda;
- Folhas de Boldo;
- Folhas de Colônia ou Cana-do-Brejo;
- Folhas de Alecrim;
- Essência ou perfume de Alfazema.

Em uma jarra de vidro, deixe a água descansar por 24 horas. Macere todas as folhas com as mãos; misture a água e a Alfazema. Coe e tome o banho à noite, da cabeça aos pés.

Com as folhas que sobrarem, deixe secar ao sol e prepare uma almofada de ervas, que deve ser deixada dentro do seu travesseiro.

DEFUMAÇÃO PARA TRAZER PAZ E HARMONIA

- Folhas secas de Malva Cheirosa;
- Folhas secas de Menta ou Hortelã;
- Folhas secas de Melissa;
- Folhas secas de Alecrim.

Polvilhe os ingredientes bem misturados sobre o carvão em brasa e passe a defumação por toda a sua casa, em sentido horário, a partir da porta principal.

AMOR E ATRAÇÃO

PÓ PEGA-MARIDO

- Folhas secas de Amor-Agarradinho;
- Folhas secas de Pitanga;
- Pétalas secas de uma Rosa Vermelha;
- Patchouli em pó;
- 01 pedaço pequeno de Fumo-de-Rolo;
- 07 grãos de Pimenta-da-Costa;
- Um punhado de pelos pubianos.

Masque os grãos de Pimenta-da-Costa mentalizando a pessoa que deseja e, sem engolir, misture os grãos mascados com saliva e os ingredientes em uma tigela de barro ou louça.

Torre a mistura no forno e peneire até ficar bem fininho. Misture o pó na comida ou na bebida do seu amor, sem que ele saiba. Você deve manter segredo sobre o ritual – ao contar para qualquer pessoa, ele automaticamente perde o efeito.

Banho Atrativo

- 07 Rosas vermelhas (só as pétalas);
- 01 punhado de sementes de Girassol;
- Mel puro ou açúcar cristal.

Em 2 litros de água, ferva as pétalas de Rosa e as sementes de Girassol, abafe e deixe esfriar. Na mistura já morna, acrescente sete colheres pequenas de mel ou açúcar cristal e tome o banho da cabeça aos pés.

Elixir da Paixão

- 21 folhas de Alfavaca;
- 21 folhas de Feno-Grego torradas;
- 09 gotas de Água de Flor-de-Laranjeira;
- 01 copo de água de rio ou cachoeira;
- ½ copo de vinho tinto suave;
- 01 dose pequena de cachaça.

Macere as folhas com as mãos e junte os demais ingredientes. Guarde a mistura em um pote de vidro e deixe ao sereno da Lua Cheia por três dias, começando em uma segunda-feira. Durante três sextas-feiras, essa mistura deve ser passada no peito, após o banho normal, sem enxugar-se.

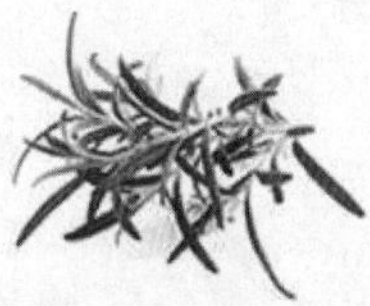

Conheça a Coleção As Folhas Sagradas

Agora que você já aprendeu a despertar o poder das folhas e criar as suas próprias receitas de banhos, defumações e rituais de magia, chegou a hora de dar um passo à frente nos seus estudos e conhecer as magias e os segredos das plantas.

A Magia das Folhas

365 Plantas e Seus Poderes

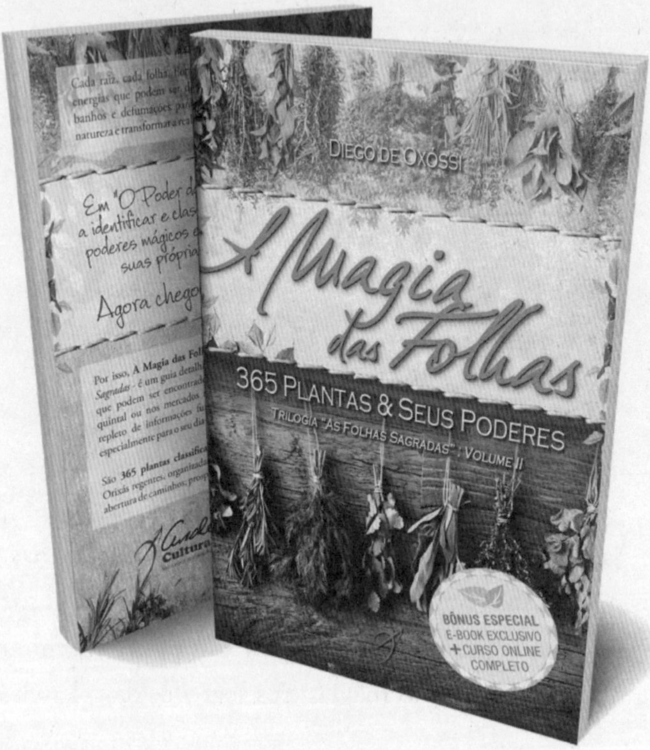

No volume 2 da trilogia, "*A Magia das Folhas*", você vai descobrir que cada raiz, folha, flor ou semente traz um universo de energias que podem ser despertadas e utilizadas nos seus banhos e defumações para usufruir da magia da natureza e transformar a realidade! Ele é o maior dicionário mágico de ervas do Brasil: são 365 plantas classificadas por seus poderes e seus Orixás regentes, organizadas em 5 eixos temáticos.

O Segredo das Folhas

Magia Prática para o Dia-a-dia

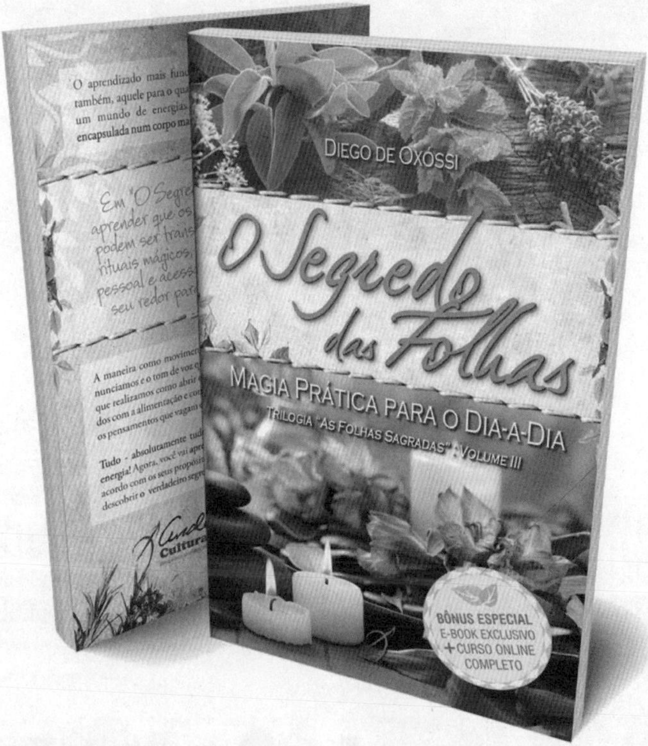

Já em "O Segredo das Folhas: Magia Prática para o Dia-a-dia", você encontrará um manual para transformar os pequenos atos da rotina em rituais cheios de poder e encantamento. Além disso, você ainda vai aprender dicas sobre como manipular as ervas e como proteger o seu lar com arranjos vegetais, potes ciganos de magia e muito mais!

Incensos Naturais

Com Óleos Essenciais e Florais Dinamizados

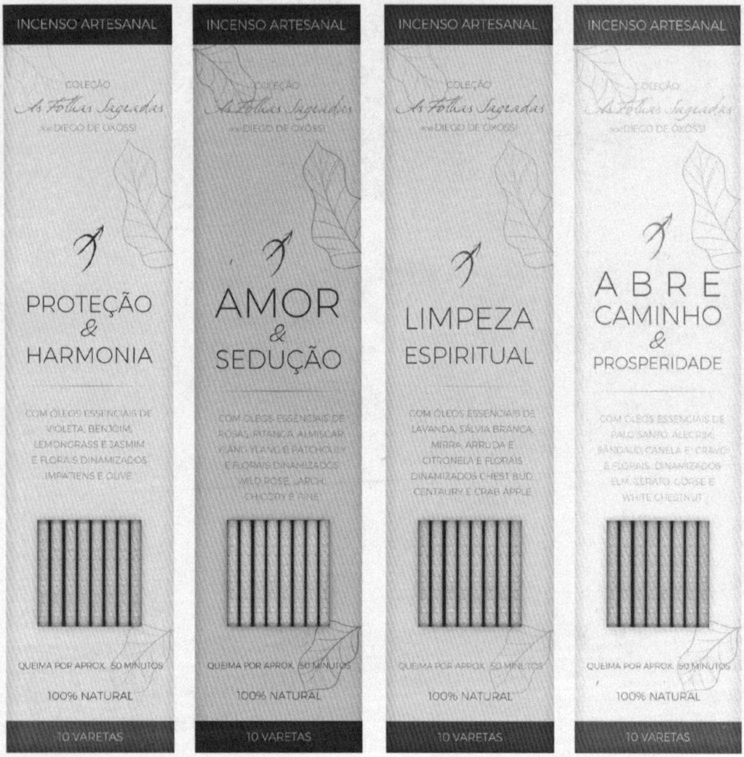

Fabricados de maneira artesanal e 100% natural, os Incensos As Folhas Sagradas trazem até você os poderes, as magias e os segredos das folhas sagradas. Preparados a partir de óleos essenciais e florais dinamizados, cada receita foi especialmente criada para harmonizar as energias do dia-a-dia e atrair o amor, a felicidade, a paz e a prosperidade aos seus caminhos.

Sobre o Autor

Gaúcho radicado em São Paulo, formado em Processos Gerenciais pela Universidade Anhembi Morumbi e em Coaching Integral Sistêmico pela FEBRACIS, **Diego de Oxóssi** é Sacerdote de Quimbanda e Babalorixá de Candomblé, atuando com desenvolvimento pessoal, consultoria e orientação espiritual em todo o Brasil e Exterior. Há mais de 20 anos, Diego de Oxóssi se dedica à pesquisa e apresentação de cursos, palestras e workshops sobre as religiões afro-brasileiras, suas formas de expressão regionais e às formas de integração de seus rituais junto à sociedade.

Responsável pela **Editora Arole Cultural**, em 2015 lançou seu primeiro livro - "*Desvendando Exu: o Guardião dos Caminhos*"- no qual desmistifica esse personagem tão controverso das religiões de matriz africana e mostra que, apesar do errôneo sincretismo com o Diabo, Exu é na verdade o grande amigo, defensor e companheiro de seus fiéis.

Entre os anos 2016 e 2018, **Diego de Oxóssi** deu um novo passo na carreira literária e escreveu e publicou a trilogia "*As Folhas Sagradas: Poderes, Magias e Segredos*". Em 2019, Diego foi premiado "Jovem Talento do Mercado Editorial" pela PublishNews, maior veículo de comunicação do setor, e participou de feiras do livro internacionais, como as feiras de Londres, Bologna, Buenos Aires e Frankfurt, a partir das quais teve seus livros publicados nos Estados Unidos pelas editoras Llewellyn Worldwide e Destiny Books / InnerTraditions. Em 2020, o Babalorixá lançou seu mais novo livro, "*Odus de Nascimento: Desvende sua Personalidade com o Mapa Astral dos Orixás*", ensinando os segredos e mistérios da numerologia africana.

Em 2021, "As Folhas Sagradas" foi ampliada e transformada numa linha de produtos para casa, como os Incensos Naturais e os Sprays Aromatizadores assinados por Diego.

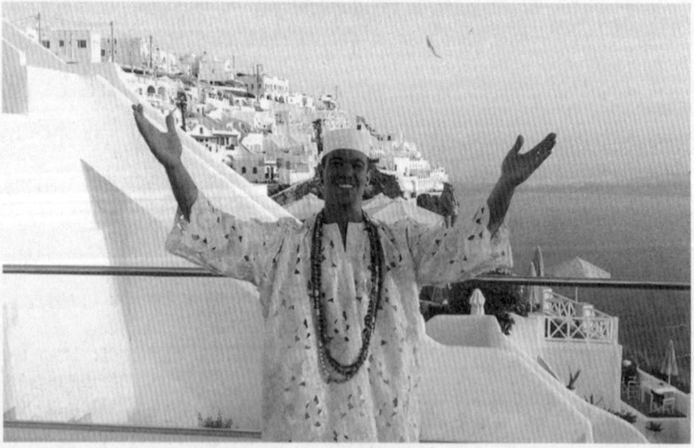

Saiba mais sobre o autor em

www.diegodeoxossi.com.br

Referências Bibliográficas

AZEVEDO, K. *Horta em casa: o que plantar, como cultivar e cuidar das hortaliças.* Disponível em http://www.dicasdemulher.com.br/horta-em-casa. Acesso em: 01 dez. 2016.

BARROS, J. F. P. *A floresta sagrada de Ossain: o segredo das folhas.* Rio de Janeiro: Pallas, 2011. 228p.

BERANGER, C. *Lua Fora de Curso.* Disponível em: < http://www.espaco-do-ceu.com.br/lua-fora-de-curso>. Acesso em: 20 jan. 2016.

COMO FAZER UMA HORTA. *Calendário anual de plantio.* Disponível em http://comofazerumahorta.com.br/calendario-de-plantio-de-hortalicas. Acesso em: 01 dez. 2016.

CURA PELA NATUREZA. Com estes truques, sua casa sempre terá um cheiro incrível - e sem química prejudicial. Disponível em http://www.curapelanatureza.com.br/post/07/2016/com-estes-truques-sua-casa-sempre-tera-um-cheiro-incrivel-e-sem-quimica-prejudicial. Acesso em: 01 dez. 2016.

_____. Elixir de alecrim e sálvia é excelente para memória e cansaço mental. Disponível em http://www.curapelanatureza.com.br/post/10/2014/elixir-de-alecrim-e-salvia-e-excelente-para-memoria-e-cansaco-mental. Acesso em 01 dez. 2016.

_____. Receita incrível: basta fazer 1 vez a cada 5 anos para deixar sua imunidade uma potência. Disponível em http://www.curapelanatureza.com.br/post/01/2016/receita-incrivel-basta-fazer-1-vez-cada-5-anos-para-deixar-sua-imunidade-uma-potencia. Acesso em: 01 dez. 2016.

DUNWICH, G. Desvendando a arte dos feitiços: como criar e realizar feitiços eficazes. Trad. Márcia Frazão. Rio de Janeiro: Bertrand Brasil, 2003. 240p.

ECO D. Aprenda a fazer uma horta orgânica dentro de casa. Disponível em http://www.ecodesenvolvimento.org/voceecod/aprenda-a-fazer-uma-horta-organica-dentro-de-casa. Acesso em: 01 dez. 2016.

FILHO, F. P. O uso mágico e terapêutico do Sabão da Costa. Rio de Janeiro: Cristális, 2011. 160p.

GIMENES, B. Tarô da Fitoenergética. Nova Petrópolis: Luz da Serra Editora, 2013.36p.

HYPENESS. 7 idéias práticas para criar uma mini-horta em casa. Disponível em http://www.hypeness.com.br/2015/09/7-ideias-praticas-para-criar-uma-mini-horta-em-casa. Acesso em: 01 dez. 2016.

LAUTON, T. Dicas para montar uma boa horta em casa. Disponível em http://revistacasaejardim.globo.com/Casa-e-Jardim/Paisagismo/Horta/noticia/2013/05/10-dicas-para-montar-uma-boa-horta-na-sua-casa.html. Acesso em: 01 dez. 2016.

LEVY, E. Dogma e Ritual da Alta Magia. São Paulo, Editora Pensamento, 2011. 468p.

MUNDOHORTA. Horta em vasos: 7 dicas para fazer uma horta em vasos. Disponível em http://blog.mundohorta.com.br/horta-em-vasos. Acesso em: 01 dez. 2016.

MUNDOVERDE. 15 dicas para cultivar árvores frutíferas em vasos de uma maneira fácil sem ter um jardim. Disponível em http://www.meumundoverde.com/15-dicas-para-cultivar-arvores-frutiferas-em-vasos-de-uma-maneira-facil-sem-ter-um-jardim. Acesso em: 01 dez. 2016.

NASCER E OCASO DO SOL (2011–2020). In: Instituto de Astronomia, Geofísica e Ciências Atmosféricas - Departamento de Astronomia. Disponível em: http://www.iag.usp.br/astronomia/nascer-e-ocaso-do-sol. Acesso em: 12 fev. 2016.

PORTAL ECOHOSPEDAGEM. Como transformar os restos de alimentos em adubo. Disponível em https://catracalivre.com.br/geral/invencoes-ideias/indicacao/como-transformar-os-restos-de-alimentos-em-adubo. Acesso em: 01 dez. 2016.

SANTOS, M. S. A. Meu tempo é agora. 2ª edição. Salvador: Assembleia Legislativa do Estado da Bahia, 2010.184 p.

_____. Ofun. Salvador: Assembléia Legislativa do Estado da Bahia, 2013. 126p.

_____. O que as folhas cantam (para quem canta folha). Brasília: Instituto Nacional de Ciência e Tecnologia de Inclusão no Ensino Superior e na Pesquisa (INCTI), 2014. 272p.

SIMPLY NAHALA. The Emoto expierience. Disponível em: http://www.simplynahala.com/2016/02/the-emoto-experiment.html. Acesso em: 12 out. 2016.

VERGER, P. F. Ewé: the use of plants in Yoruba society. São Paulo: Companhia das Letras, 1995. 744p.

VERGER, P. F. Orixás: deuses iorubas na África e no novo mundo. 6ª edição. Trad. Cida Nóbrega. Salvador: Corrupio, 2002. 295p.

VIEGA, S. Como fazer uma horta em casa. Disponível em http://casa.umcomo.com.br/artigo/como-fazer-uma-horta-em-casa-714.html. Acesso em: 01 dez. 2016.

VIVA MAIS VERDE. Plantar em casa: aprenda a ter uma horta doméstica. Disponível em http://vivamaisverde.com.br/2014/12/horta-domestica-como-plantar-em-casa. Acesso em: 01 dez. 2016.

WEOR, S. A. Medicina oculta: tratado de medicina oculta e magia prática. 1ª edição. 3ª reimpressão. Trad. Karl Brunn, Curitiba: Edisaw. 2011.744

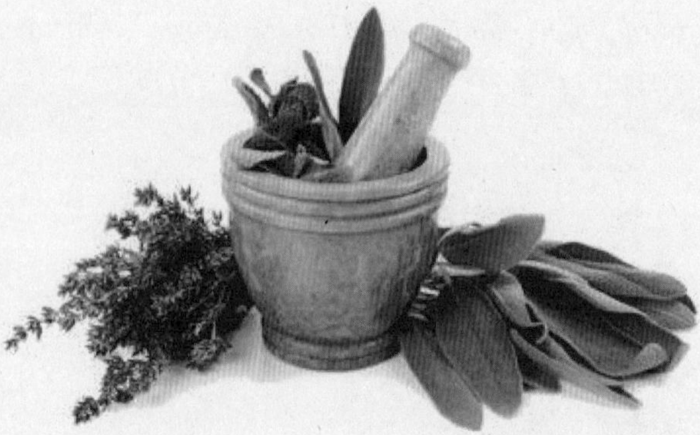

O Poder das Folhas

Banhos, Defumações & Magias

Uma publicação da Arole Cultural.

Acesse o site

www.arolecultural.com.br